André Ficus Seewege

Seewege

Bilder und Klänge

Ein Bodenseebuch
mit Aquarellen von
André Ficus
Textauswahl Gisela Linder

Verlag Robert Gessler

2. Auflage 1987

Schutzumschlag: Ulrich Barbknecht, Meersburg
Reproduktion: Autographia KG, Friedrichshafen
Satz und Druck: Robert Gessler GmbH & Co KG, Friedrichshafen
Printed in Germany

ISBN 3-922137-35-0

... nun ist alles ganz anders gekommen. Wie weiland Hans Castorp für einen vermeintlich kurz bemessenen 3-Wochen-Aufenthalt auf den Zauberberg kam, so führten mich Umstände des Kriegsendes, ein mehr oder minder improvisierter Neubeginn, in diese mir bislang völlig unvertraute Gegend, es mochte eher für drei Wochen sein als für drei Monate; es würden ja wohl, „in Gottes Namen", keine drei Jahre daraus werden.
Damals war heller Vormittag, nun beginnt der Nachmittag sich schon zu neigen; nicht simple drei, nein, zwölfmal drei Jahre sind vergangen, und immer noch lebe ich an diesem Zaubersee, längst wissend, daß hier ein guter Ort ist, um Gottfried Benns schöne Maxime zu verstehen, ihr nachzuleben: Sich abfinden, und gelegentlich aufs Wasser schauen.
Solches Raisonnement heißt nicht, schließt nicht aus, daß er nicht längst begonnen hätte, diese neue Lebenslandschaft zu lieben. Gelegentliche Segelausflüge, Spaziergänge im Morgendunst, im Nachmittagsgold, im Abendgrau: immer dieser weite Blick, immer ist er begrenzt durch Hügel oder Berge, aber selten eindeutig begrenzt. Alles ist so leicht und weich gezeichnet, spottet der formalen Klarheit, da verdämmern die Blaus und Graus und Violetts und verlöschen, ohne daß man sie festlegen kann.

André Ficus

Bodensee

Die Dörfer sind wie im Garten.
In Türmen von seltsamen Arten
klingen die Glocken wie weh.
Uferschlösser warten
und schauen durch schwarze Scharten
müd auf den Mittagsee.

Und schwellende Wellchen spielen,
und goldene Dampfer kielen
leise den lichten Lauf;
und hinter den Uferzielen
tauchen die vielen, vielen
Silberberge auf.

Rainer Maria Rilke

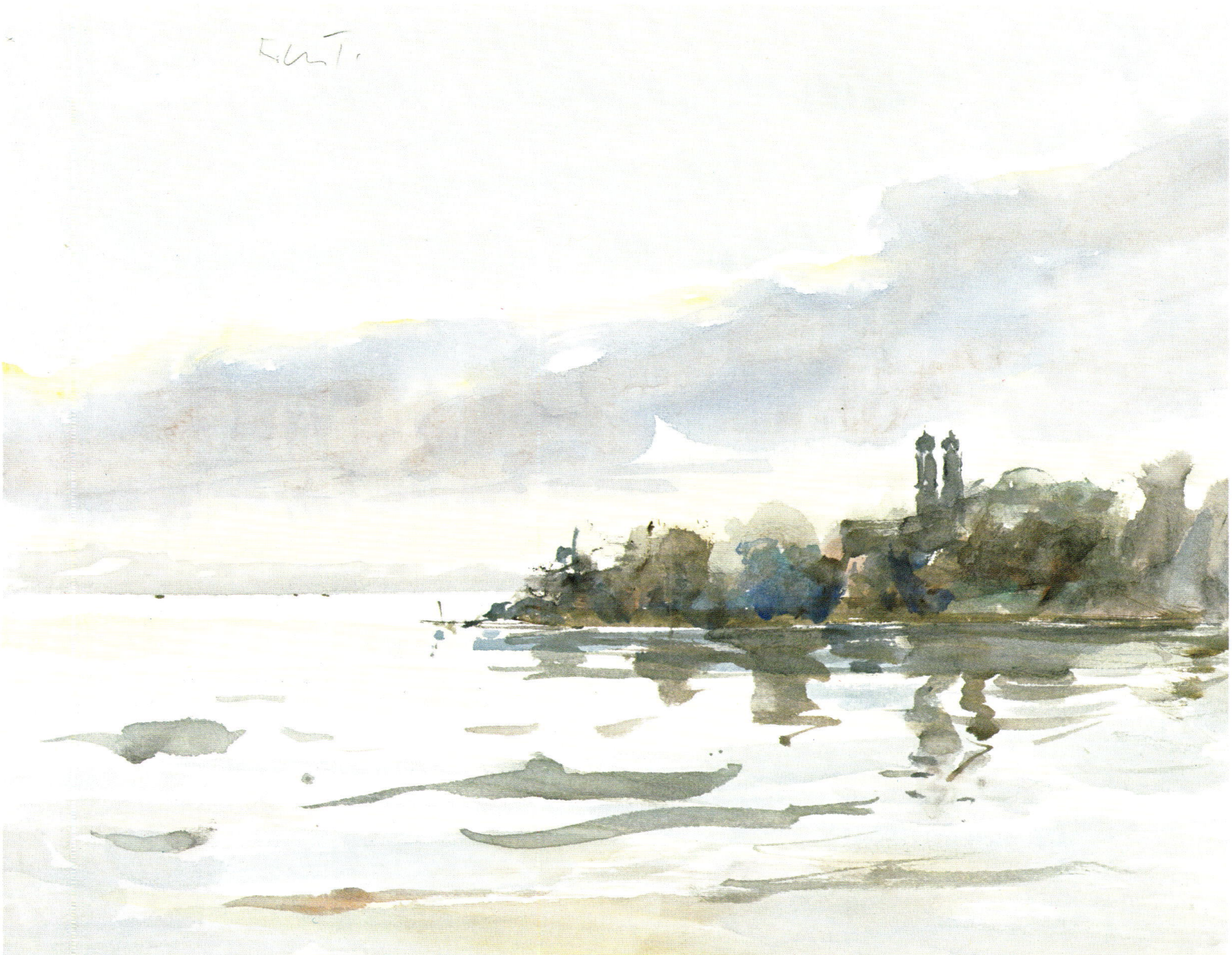

Schloß Friedrichshafen

Der Grundton dieser Landschaft ist eine sanfte Heiterkeit. Auch in ihrer schönsten Zeit, wenn die weiße Birnblüte sich wie ein Schleier über das Grün der Bäume legt, der Bodensee sich in einer milden Bläue verliert, Dorf und Weiler im rosa Schimmer der späteren Apfelblüte versinken, drängt sich diese Landschaft nicht auf. Sie ist zurückhaltend, von einer Herbheit, die nichts Mystisches, Dunkles, Verwegenes oder Abenteuerliches kennt, sondern sich immer offen, freundlich, unfeierlich gibt, als widerspiegele sie das Wesen eines einfachen Menschen.

Dino Larese

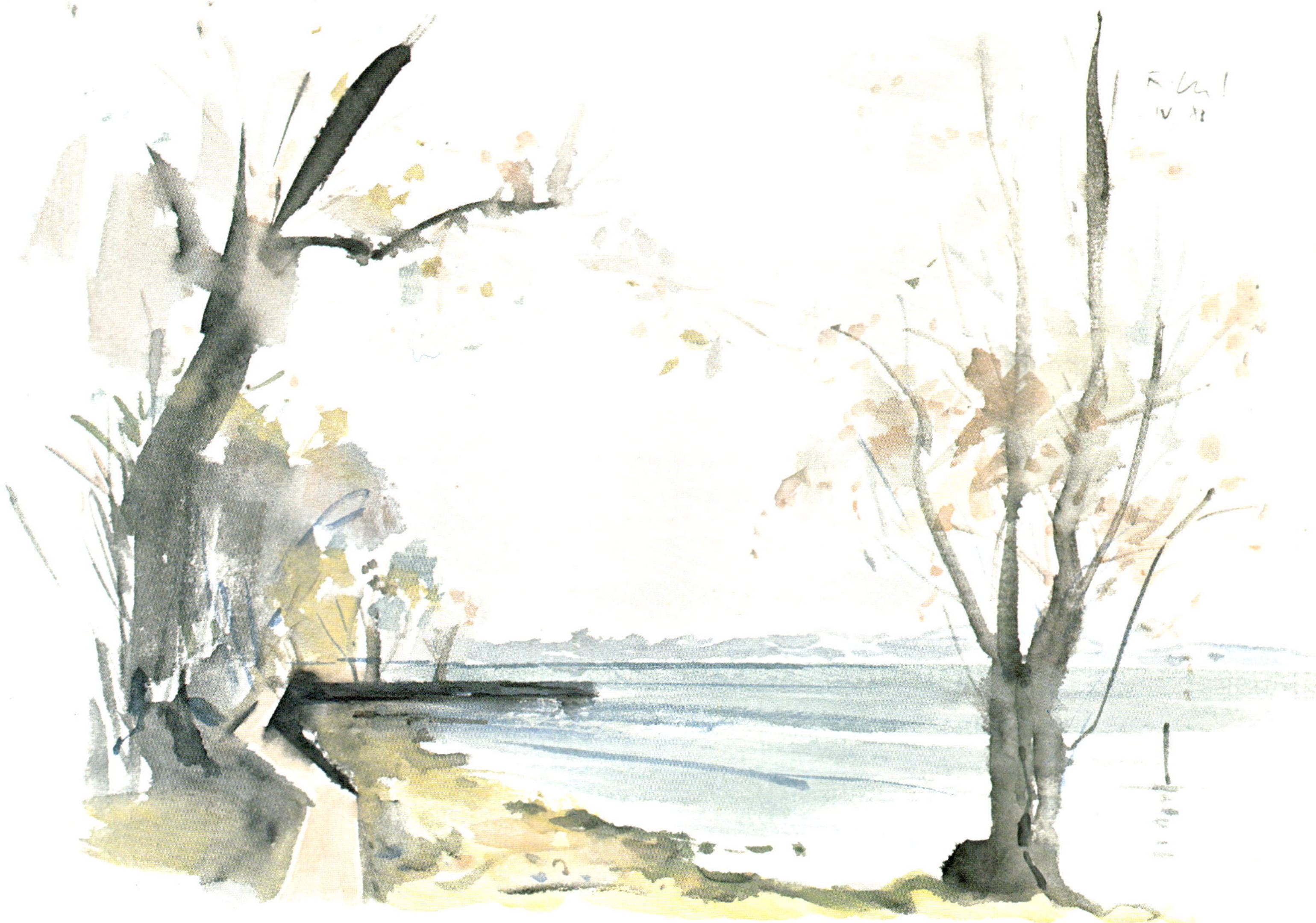

Seeweg bei Immenstaad

Winter

Die Vögel, schwarze Früchte
in den kahlen Ästen.
Die Bäume spielen Verstecken mit mir,
ich gehe wie´unter Leuten
die ihre Gedanken verbergen
und bitte die dunklen Zweige
um ihre Namen.

Ich glaube, daß sie blühen werden
– innen ist grün –
daß du mich liebst
und es verschweigst.

Hilde Domin

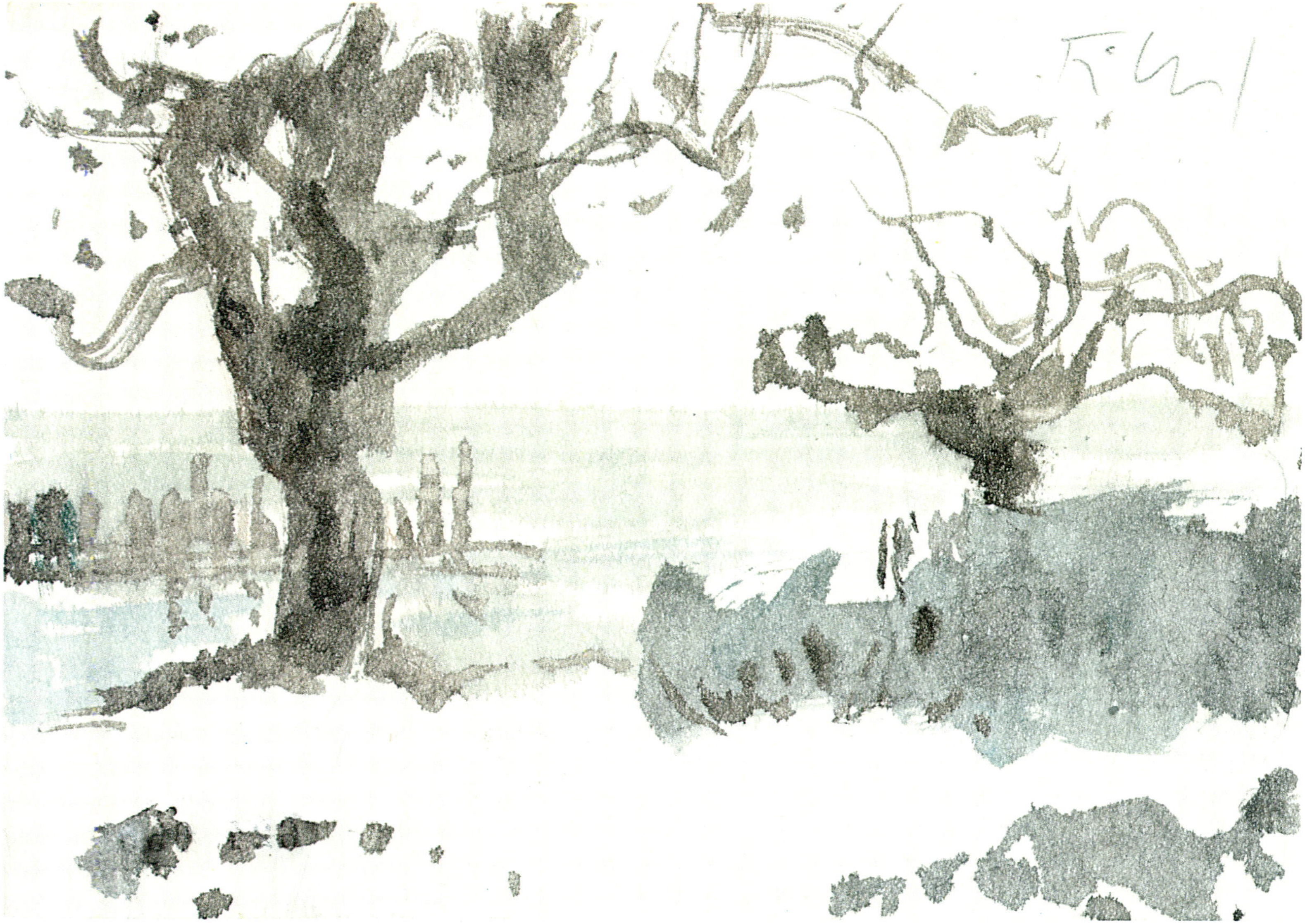

Im Januar

Im Herbste zechten wir als Weise und taten den köstlichen Weinen, die an den Südhängen der Großen Marina gedeihen, Ehre an. Wenn wir in den Gärten zwischen dem roten Laube und den dunklen Trauben die scherzenden Rufe der Winzer vernahmen, wenn in den kleinen Städten und Dörfern die Torkel zu knarren begannen und der Geruch der frischen Trester um die Höfe seine gärenden Schleier zog, stiegen wir zu den Wirten, den Küfern und Weinbauern hinab und tranken mit ihnen aus dem bauchigen Krug. Dort trafen wir immer heitere Genossen an, denn das Land ist reich und schön, so daß unbekümmerte Muße in ihm gedeiht, und Witz und Laune gelten als bare Münze in ihm.

Ernst Jünger

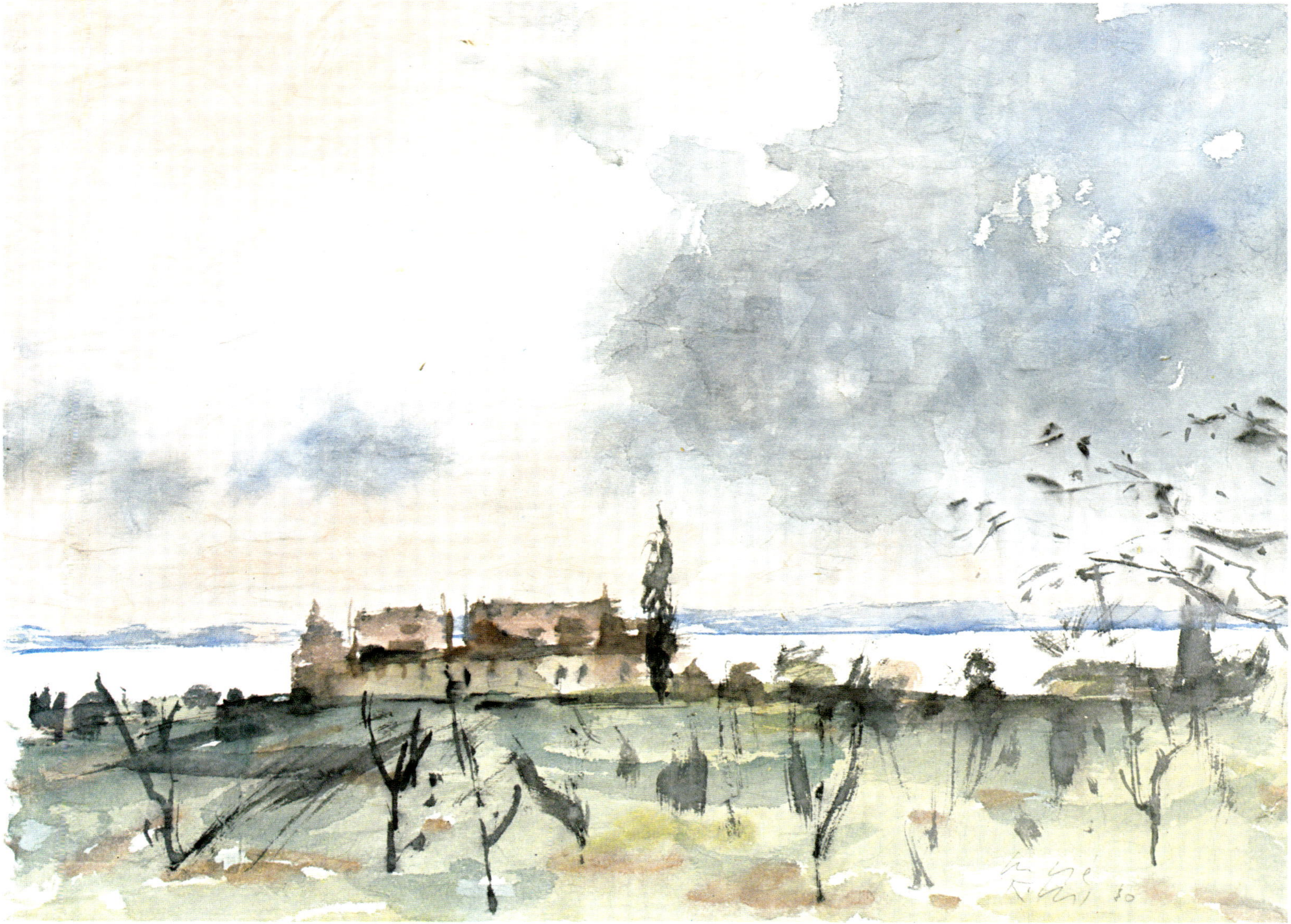

Schloß Kirchberg

Der See war ein Triptychon ohne Seitenflügel. Ein Breitwandpanorama, das nicht müde wurde, wenn man an ihm langlief oder fuhr. Das immer zur Rechten oder zur Linken war. Vor dem man sich, aus dem Dorf kommend, entscheiden mußte. Der See, den ich nicht bemerkte. Der See, der in den Schlaf trat. Der mich irritierte, weil er die Geographie der kürzesten Verbindungen durcheinanderbrachte. Im Winter hüllt er uns in Watte. Im Sommer breitet er die Illusion der Harmonie aus. Die Übergänge von Wasser, Land und Luft verschwimmen. Aber daß das Wasser eint, was das Land zu einen nicht in der Lage, ist eine, wenn auch keine fromme Lüge. Dafür kann man selten so klar wie hier erkennen, was man nicht kennt. Wir wissen nichts von denen drüben. Die wissen von uns herüben nichts. Das Wasser irritiert. Wie weit ist es bis dort? Einen Steinwurf? Zehn Kilometer?

Jochen Kelter

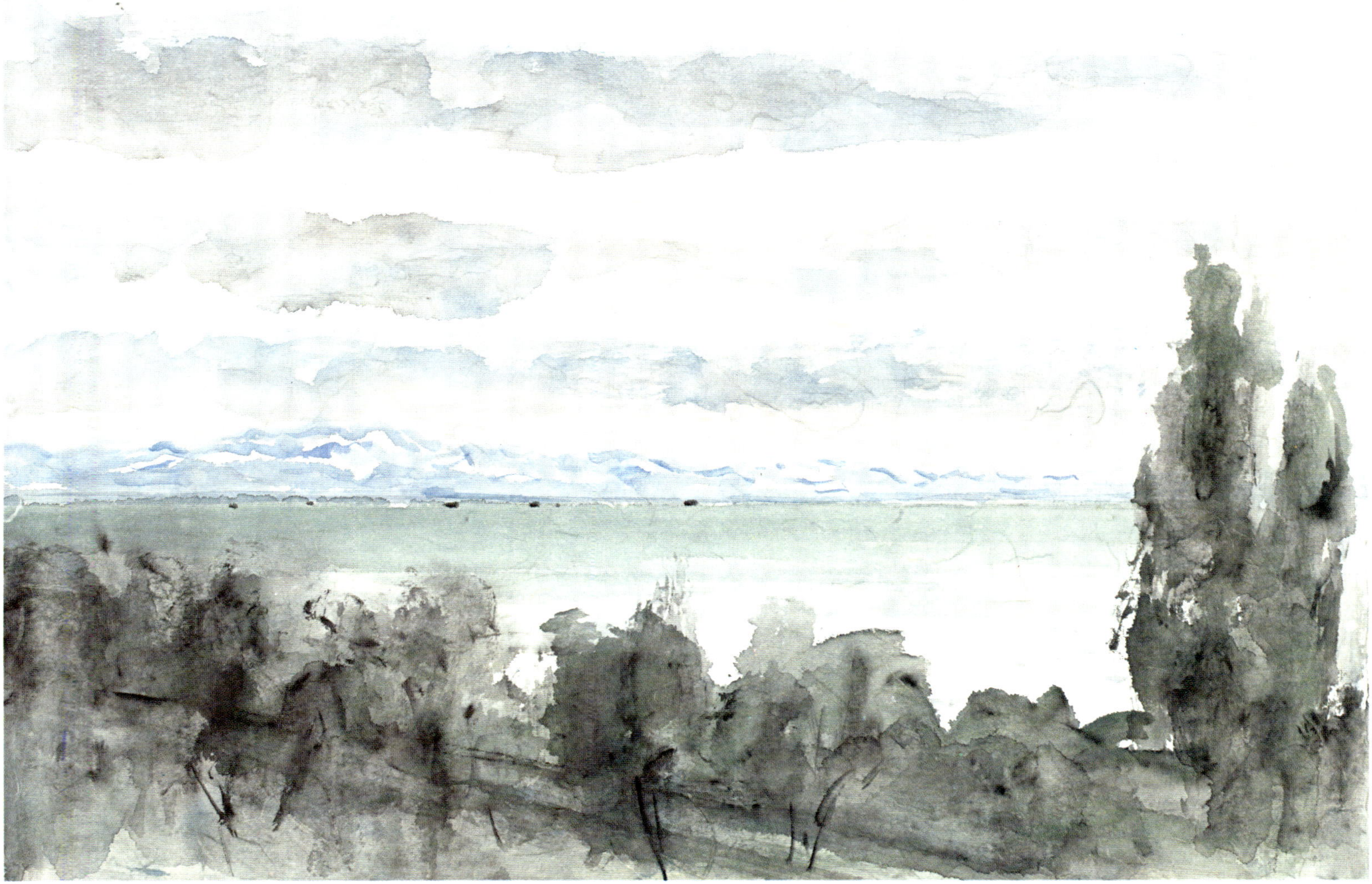

Großes Panorama

Ende des Sommers

Wir haben uns lange genug
herumgetrieben
jetzt fällt die Sonne
in Ohnmacht
sie kann nicht mehr

Die Bäume hören auf
die Welle kommt nicht mehr
wie gewöhnlich sind die Dinge geworden
wie gewöhnlich

Die Wette war ich eingegangen
daß dieser Sommer bliebe

Elisabeth Borchers

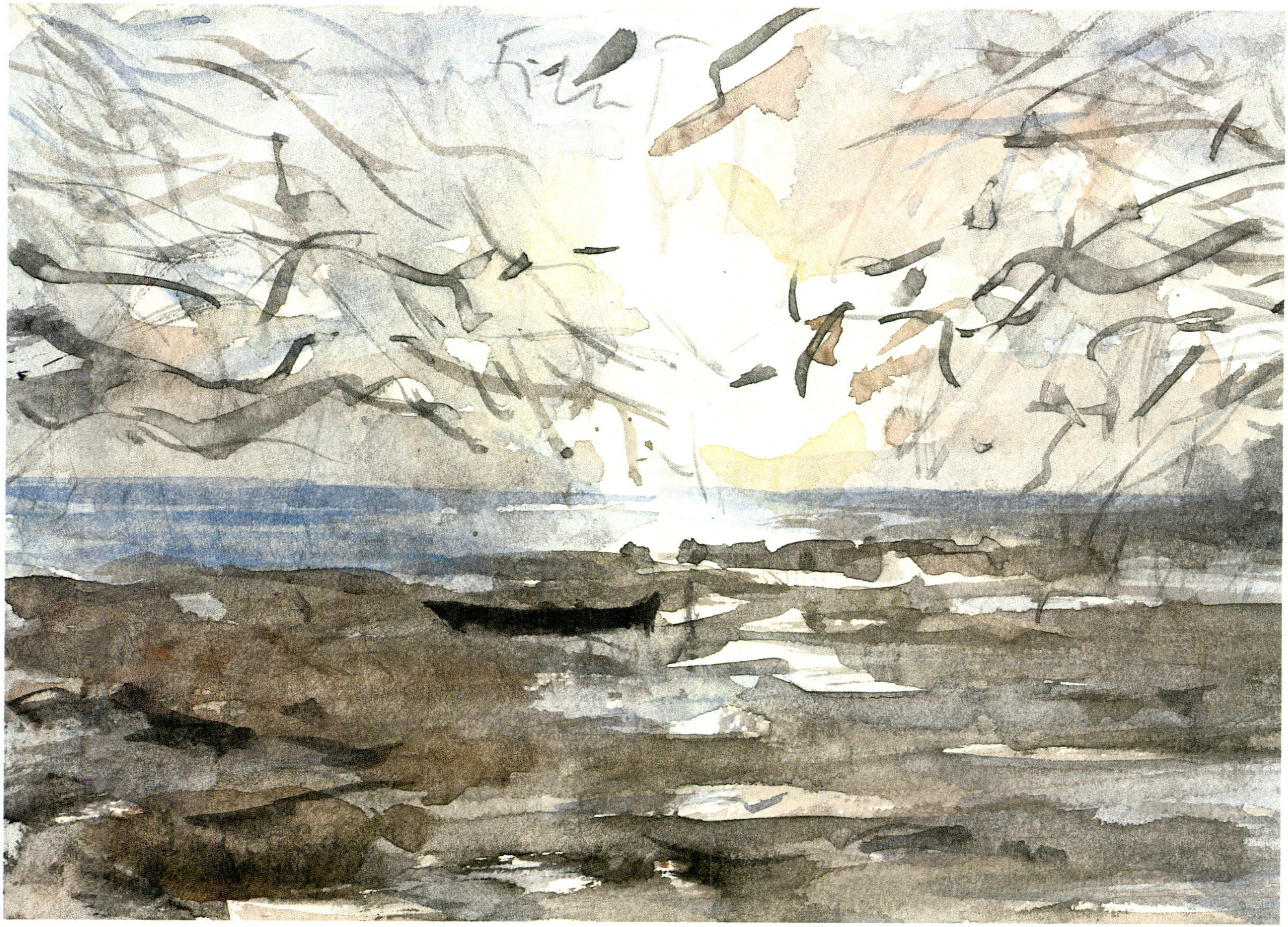

Gegenlicht

Denkst du noch an Hagnaus Weinberg,
Wo ein jeder sich bekränzte,
Und das Weinlaub auf den dunklen
Wie den blonden Haaren glänzte?

Wie ein Zauberschlag durchfuhr es
Da elektrisch alle Glieder,
Und was jedes Herz bewegte,
Spiegelte das Auge wider.

Aller Überfluß des Herbstes
Wurde da uns offenbarer,
Und wo sich zwei Augen fanden,
Schimmerten gewiß sie klarer.

Ja, es war ein Tag der Tage,
Teuer mir vor manchem andern.
Gut war's, in dem goldnen Lichte
Über Hügel hinzuwandern.

Seligkeit war's, in der Bläue
Wie mit Flügeln auszugreifen,
Von den Hügeln zu den Ufern
An den See hinabzustreifen.

Ach, daß dieser goldne, blaue
Herbsttag immer wiederkehre,
Daß in seiner Wiederkehr er
Unsre Freude immer mehre.

Friedrich Georg Jünger

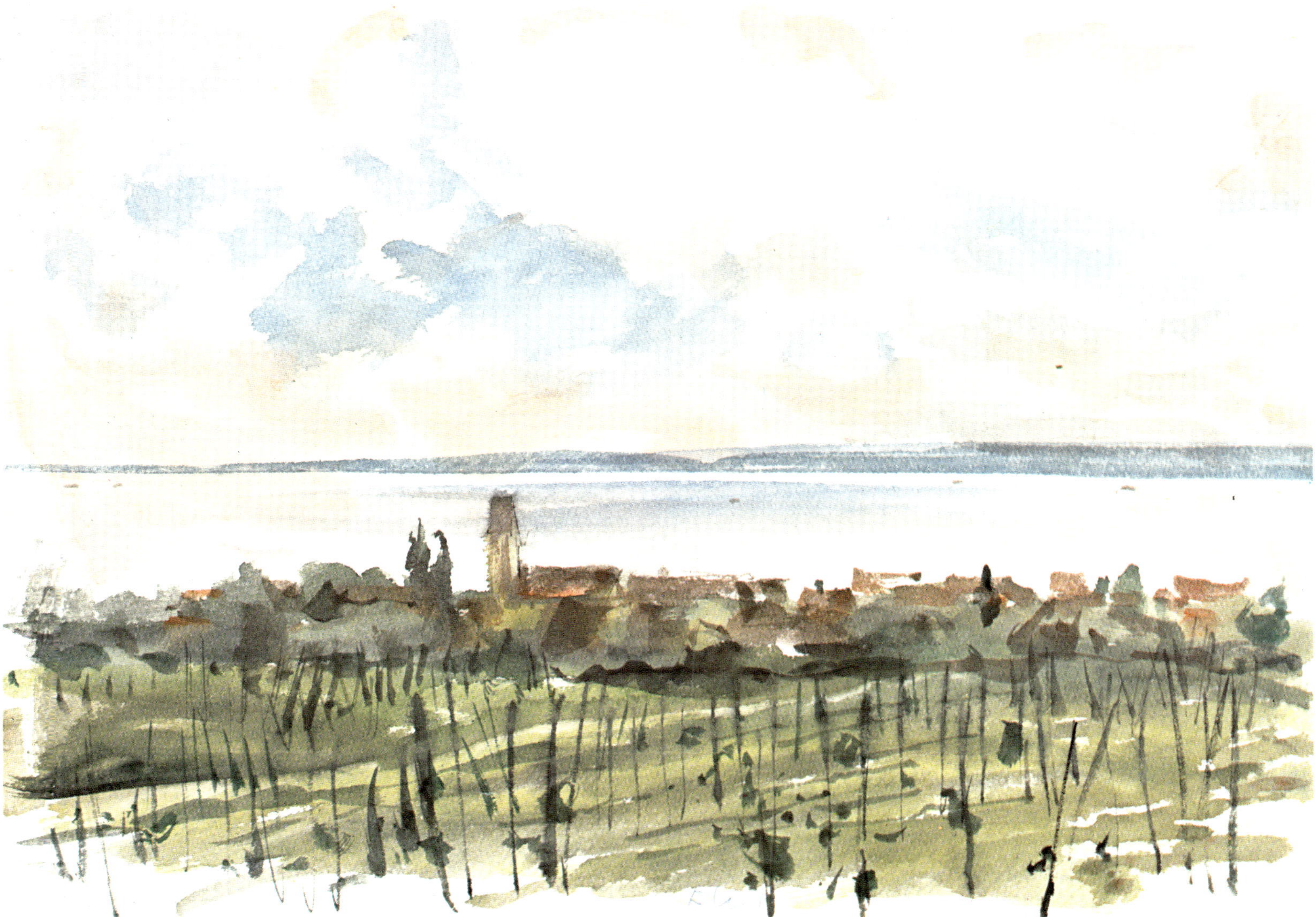

Herbstliches Hagnau

O diese letzten Augusttage! Sie machen nicht fröhlich, aber sie machen dankbar, milde und nachdenklich. Man legt sich ins Öhmdgras und nimmt teil an der Milde und Zärtlichkeit der goldenen Stunden. Man fühlt die Neige der Jahreszeit; die ganze reife Süßigkeit des Sommers quillt weich und müde über, man fühlt sich vom stillen Glanze umgeben und man weiß zugleich, daß schon bald, viel zu bald, auf dem Wege rote Blätter liegen werden. Man schwelgt im Anblicke dieser Tage wie im Genusse einer heißen, erregenden Musik, von der man weiß, daß sie plötzlich abbrechen wird, und wie im Genuß eines Tanzes, der uns mit sehnlichem Drängen mitreißt, während wir bei jedem enteilenden Takte sein rasch nahendes Ende fürchten. Zärtlicher und inniger ist das bräunliche Spiel der Schatten und Lichter an den Waldrändern, süßer der Regenbogenduft über dem glatten Seespiegel, die Abende sind goldener und die Sonnenuntergänge purpurner als sonst. Vorüber, vorüber! Ein paar kühle Nächte, ein paar Regentage, ein paar dichte Morgennebel, und plötzlich hat das Land Herbstfarben bekommen. Die Luft ist spröder und durchsichtiger, das Blau des Himmels lichter geworden. Vogelschwärme rauschen über die kahlen Felder und rüsten zur Wanderung; morgens liegt das reife Obst im nassen Gras, und die Zweige sind von den feinen, blitzenden Gespinsten der kleinen Spätjahrspinnen bedeckt. Bald wird das Schwimmen im See und das Liegen im Gras ein Ende haben, und die Abende im Boot, die Mahlzeiten im Garten, die Waldmorgen und die Seenächte! Und draußen rinnt der zähe Regen, kühl und unerbittlich, die ganze unfreundliche Nacht. Jedes Jahr dasselbe Lied vom Herbst, vom Altwerdenmüssen, vom Sterbenmüssen!

Hermann Hesse

Meersburg

Oktober

Nun sind die Tage klar wie Wein,
der funkelt im Kristall,
und matt schläft Pan am Hügel ein
mit seiner Flöte Hall.

Der Himmel träumender Azur
stört keiner Wolke Gang.
Die Luft steht still. Es zittert nur
das Laub, vom Falle bang.

Der Zinnien dunkelroter Samt
glüht tröstlich, bis die Nacht
am Horizont, karmin-entflammt,
die Sternenrunde macht.

Dann steigt der Nebel wie ein Rausch,
der zu den Schläfen floß,
und aus der Lippen Zug und Tausch
springt nackt Dionysos.

Rudolf Hagelstange

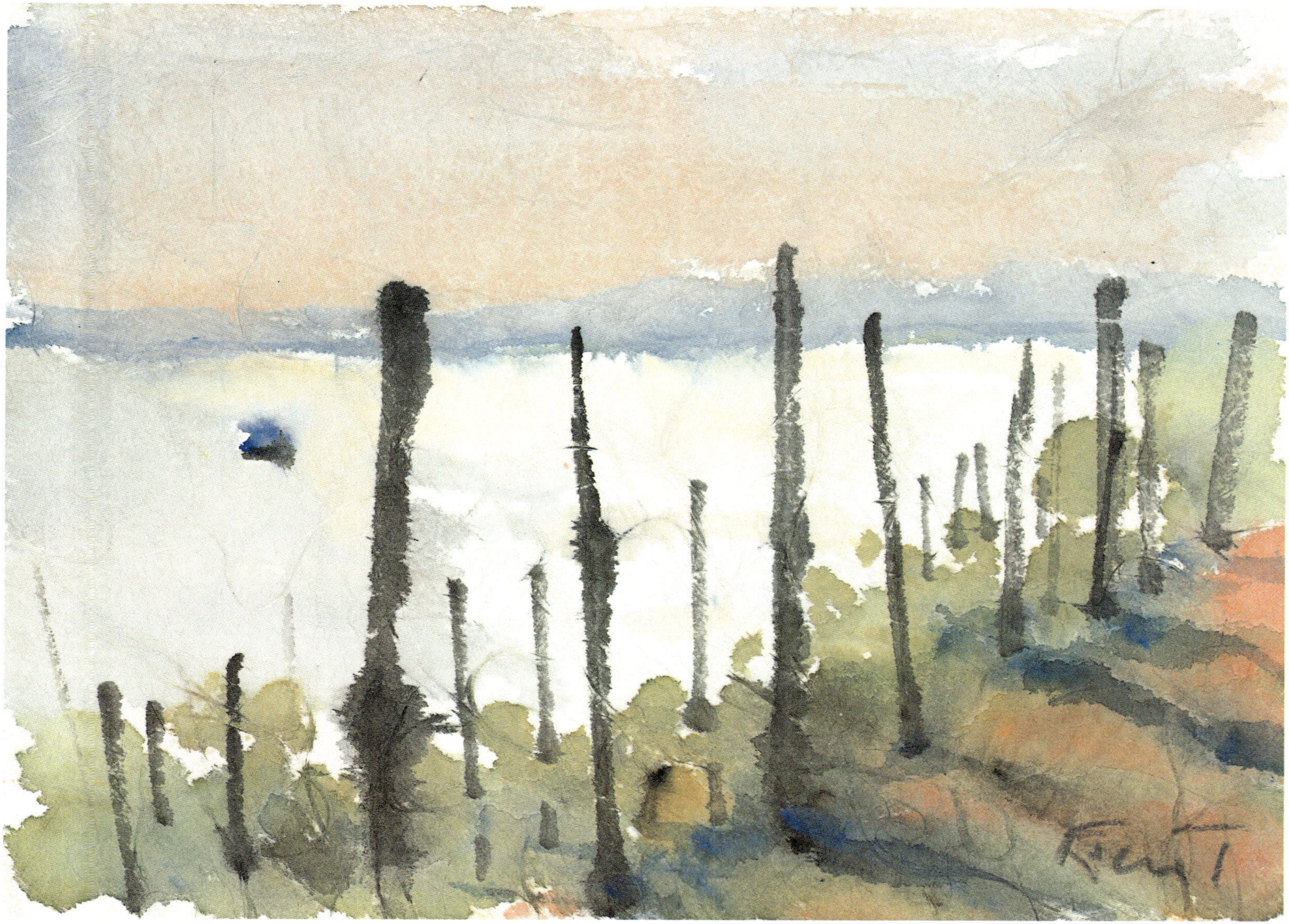

Meersburger Höhenweg

Aufs Wasser blickend

Regloser See –

Das Gezerr in den Netzen
dringt nicht zur Oberfläche

die der Fischer bewegt
wenn er frühmorgens die
reglosen Netze einholt.

Werner Dürrson

Windstille

Gefrorene Welle

Bei den verlassenen Bootsschuppen,
wo die Kähne träumen,
liegst du:
Gefrorene Welle,
in der Bewegung erstarrt,
das Ufer fast, fast!
erreicht,
schon den Sand vielleicht gespürt
nach einer langen Reise –
bist du noch dieselbe,
wenn
wärmere Stunden kommen?

Katja Walterscheid

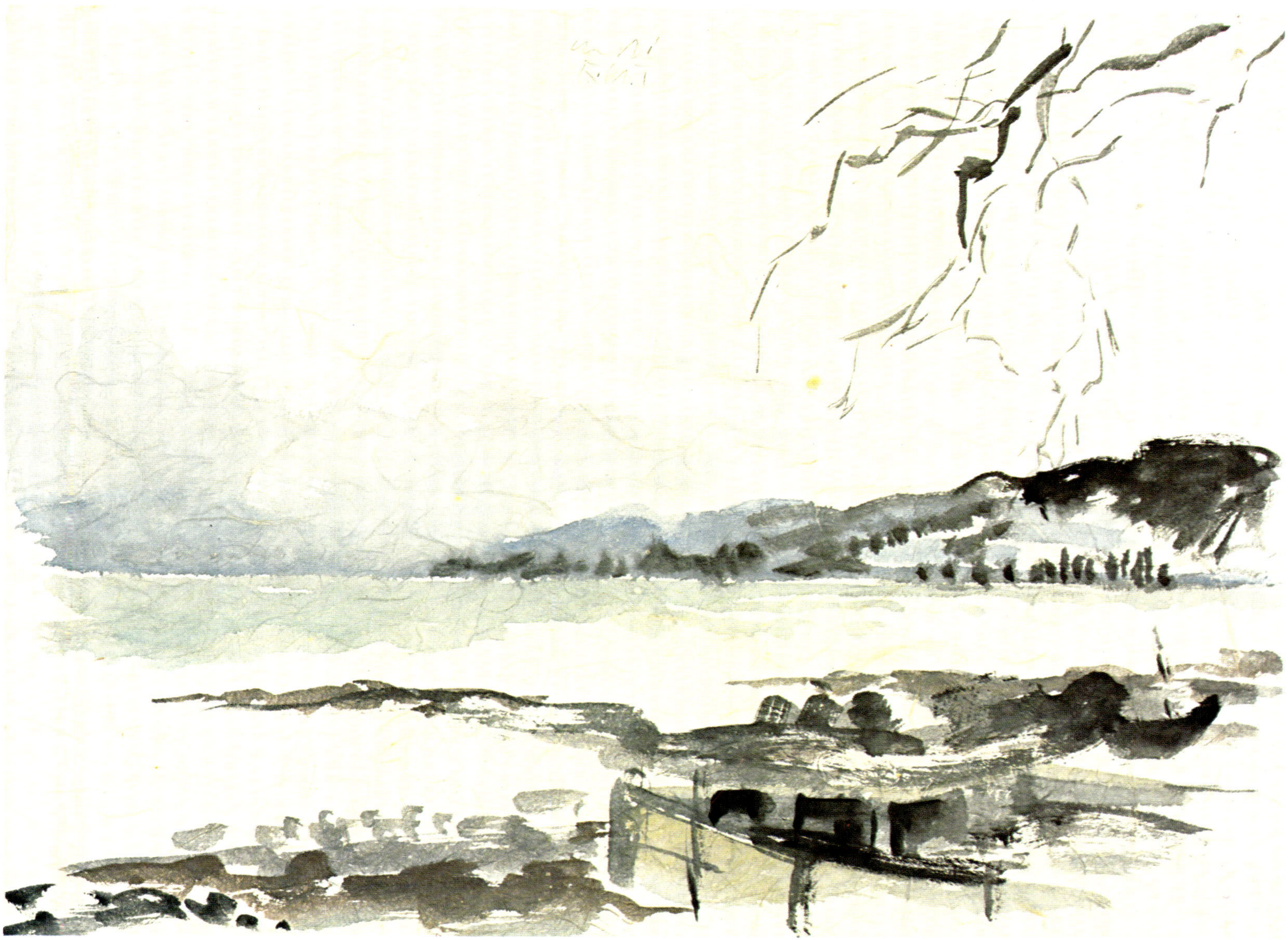

Überlinger See

Aquarell

Bewegliche Farben, naß in naß,
fließen zusammen, gehen ins Gras,
das liegt schon langhin ausgebreitet,
die Himmel drüber sind geweitet,
stumm und dunkel wachsen Bäume auf,
leise, träge läuft der See jetzt aus,
das Land verliert die festen Grenzen
in Farben, die im Fließen glänzen.

Hans Georg Bulla

Ein Junitag in Unteruhldingen

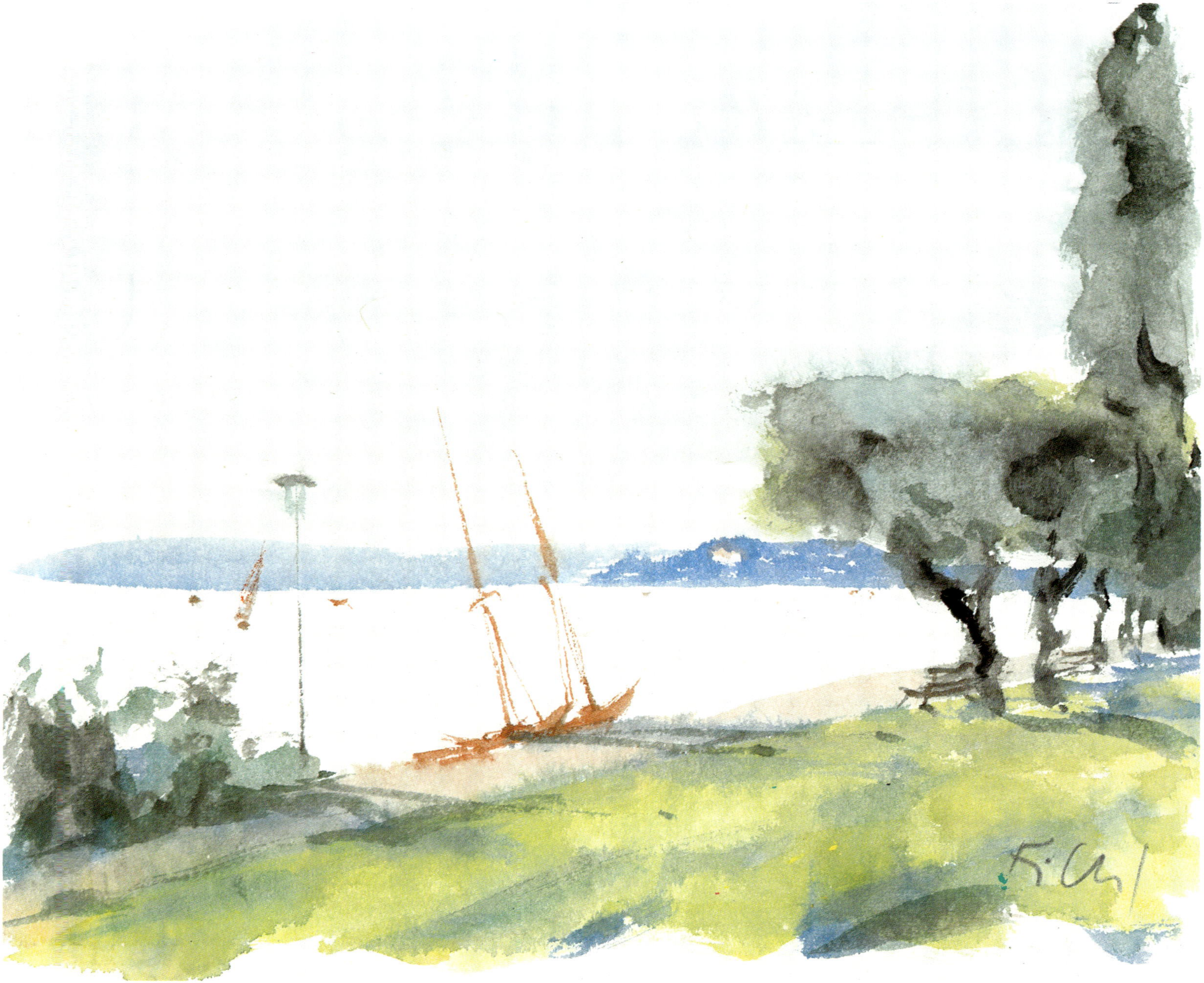

Kloster Birnau (Bodensee)

Der See,
die silbrige Schaufel,
gräbt mich um
und um –

Am Grunde
die Gründer,
die Stifter –
die Kirche
auf der Hand:

sie dürsten
noch immer.

Peter Hamm

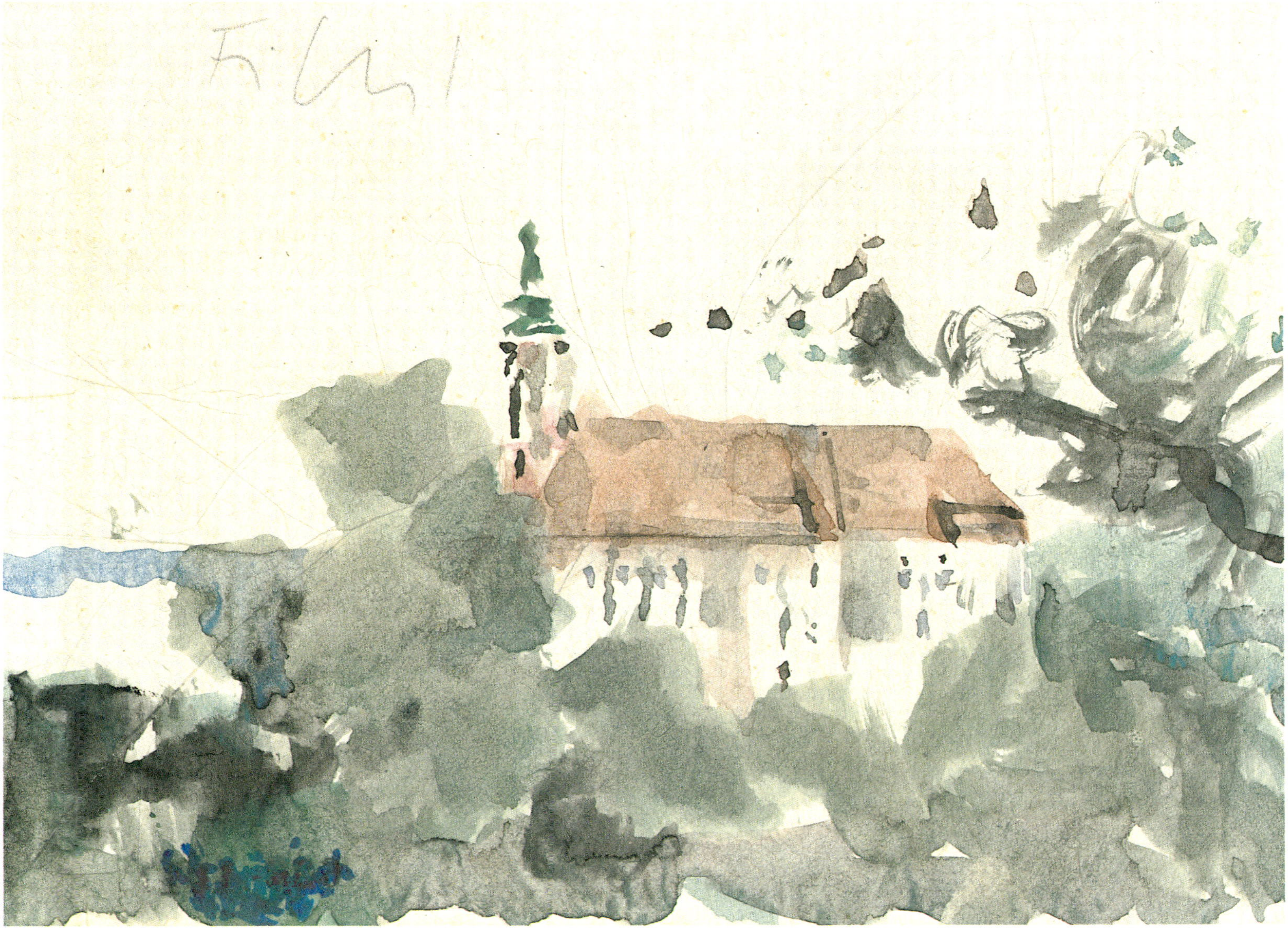

Die Birnau

Ganz allmählich waren wieder Farben entstanden. Im Himmel waren Tinten jeden Blaus langsam zusammengeflossen. Im Laufe des Nachmittags hatte alles an Bestimmtheit zugenommen. An einigen Stellen waren in den Tintenflüssen sogar entschiedene silberne Borten entstanden. Nur der Westhimmel bestand noch aus einer endlosen Durchsichtigkeit. Aus reinem Rosa . . . Das Wasser hatte alle diese Farben aufgenommen und sie zu einer dichten Mischung konzentriert. Man sah im Wasser alle Blaus, das Silber, das Rosa; zusammen ergab es ein immer stahlflüssigeres Blau, in dem ein violettes Gold flutete. Und da hinein rissen dann die Gewitterböen ihre schwarzen Narben.

Martin Walser

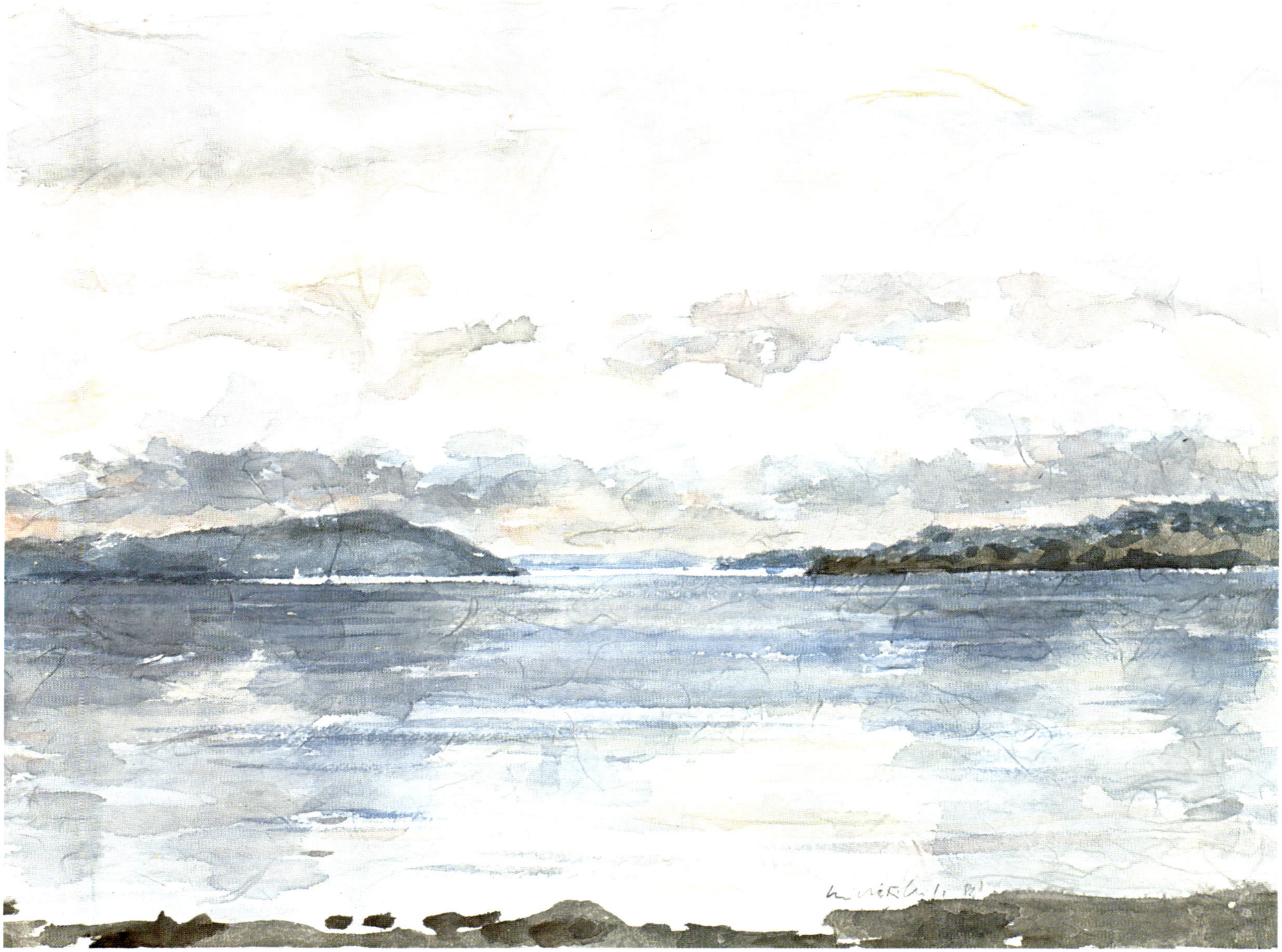

Weiße Wolken

Die Vergangenheit in der Zukunft

Ich kann die
Hügel nicht überreden
der See zeugt für niemanden
und die Stadt hier putzt
ihre alten Fassaden auf
als wären wir nie dagewesen
meine Freunde sitzen
in Ligurien an der Elbe
sie kleben an Hängen oder
hocken im Ödland der Städte
an den Rändern ihrer
eingefrorenen Träume.
Die unverfängliche Miene
wiederzufinden ein Wort
die weitausholende Geste
des linken Arms bedarf es
übergroßer Anstrengung
die leisten wir nicht unter
Androhung der Gegenwart
im Angesicht unserer Zukunft
die Musik über uns schwingt weit aus
die Geigen richten sich auf
und der See selber mag zu
sprechen beginnen

Jochen Kelter

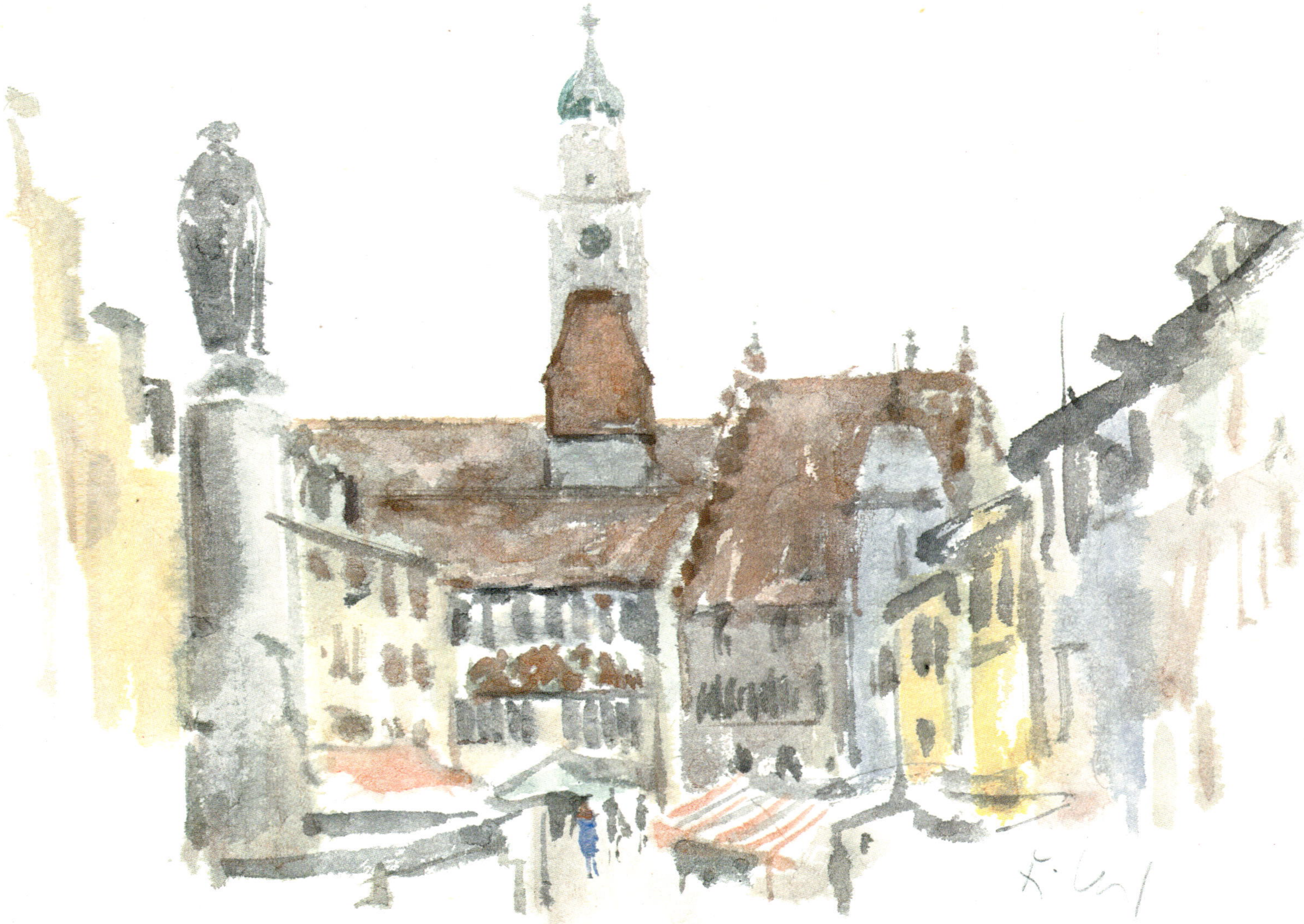

Überlinger Marktplatz

Ein lebendiges Wesen ist der Bodensee, dem Schöpfer in einer glücklichen Stunde aus der Hand gefallen. Aber seine Seele ist schwer zu fassen. Die Sonne malt auf ihm, die Winde atmen um ihn, die Stürme durchpflügen ihn, Wolken umglänzen ihn, die Ufer umschatten und binden ihn. Er ist heiter und sanft im Sonnenbrand, keck und übermütig im hellen Ost, er kann tollen und um sich schlagen, und er kann brüllen und stampfen wie ein Riese in unheimlichem Zorn. Dann fürchten sich die Menschen vor ihm ...

Ludwig Finckh

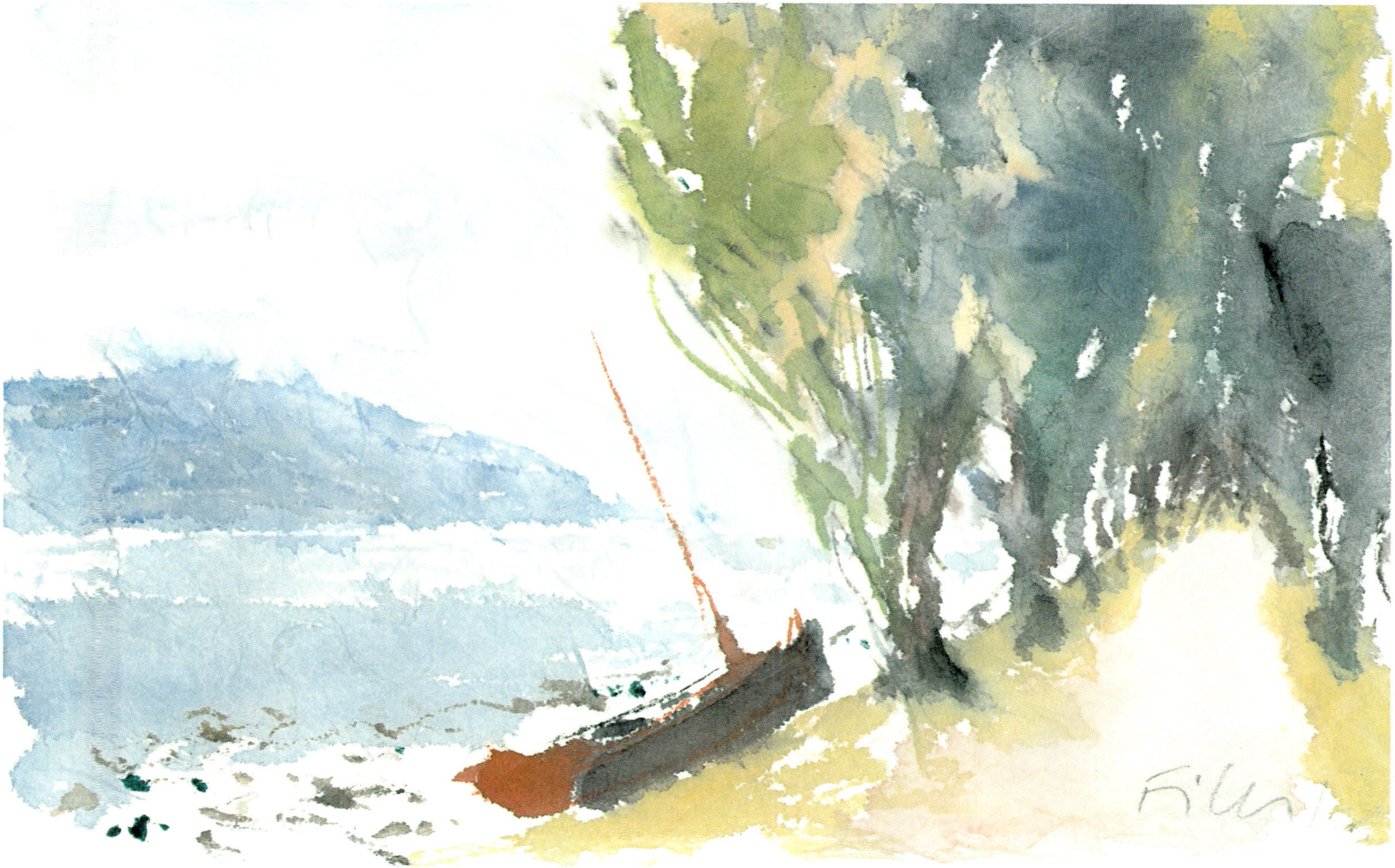

Seeweg bei Sipplingen

Nebel

Tage
nur aus Nebel –

wie nah
seid ihr mir!

Sogar ich selbst
mir unsichtbar,
so betrete ich
gern

mein Gelobtes Land.

Peter Hamm

Nebelglanz

Nun wohne ich schon jahrelang am Überlinger See, der mir aus seinen Waldufern einen schmalen Blick auf die Vorarlberge gönnt; und nur an Sonntagen kommt der Dampfer in unsern Winkel. Es ist ein verstecktes Dasein, das wir gegen den großen Bodensee führen; und ob auch an unserem Ufer die grünen Zollwächter spazieren gehen: die Grenze ist weit, und nur die Wolken wehen hin- und herüber.
Wenn im Sommer die Fremden kommen, heißen sie die Sommerhalde ein Paradies; sie haben recht, obschon die Wonnen dieses Paradieses mit mehr Einsamkeit und selbstgenügsamer Stille zusammenhängen, als den meisten erträglich wäre. Man muß gut zu sich selber stehen und zu den Dingen, die einem anders als in der Stadt gehören, um mit den Waldbergen im Winter, dem braunen Schilf im Wasser und dem eisumsäumten See auf gutem Fuß zu bleiben; denn der Mensch als Umgang tritt hinter den andern Dingen zurück.

Wilhelm Schäfer

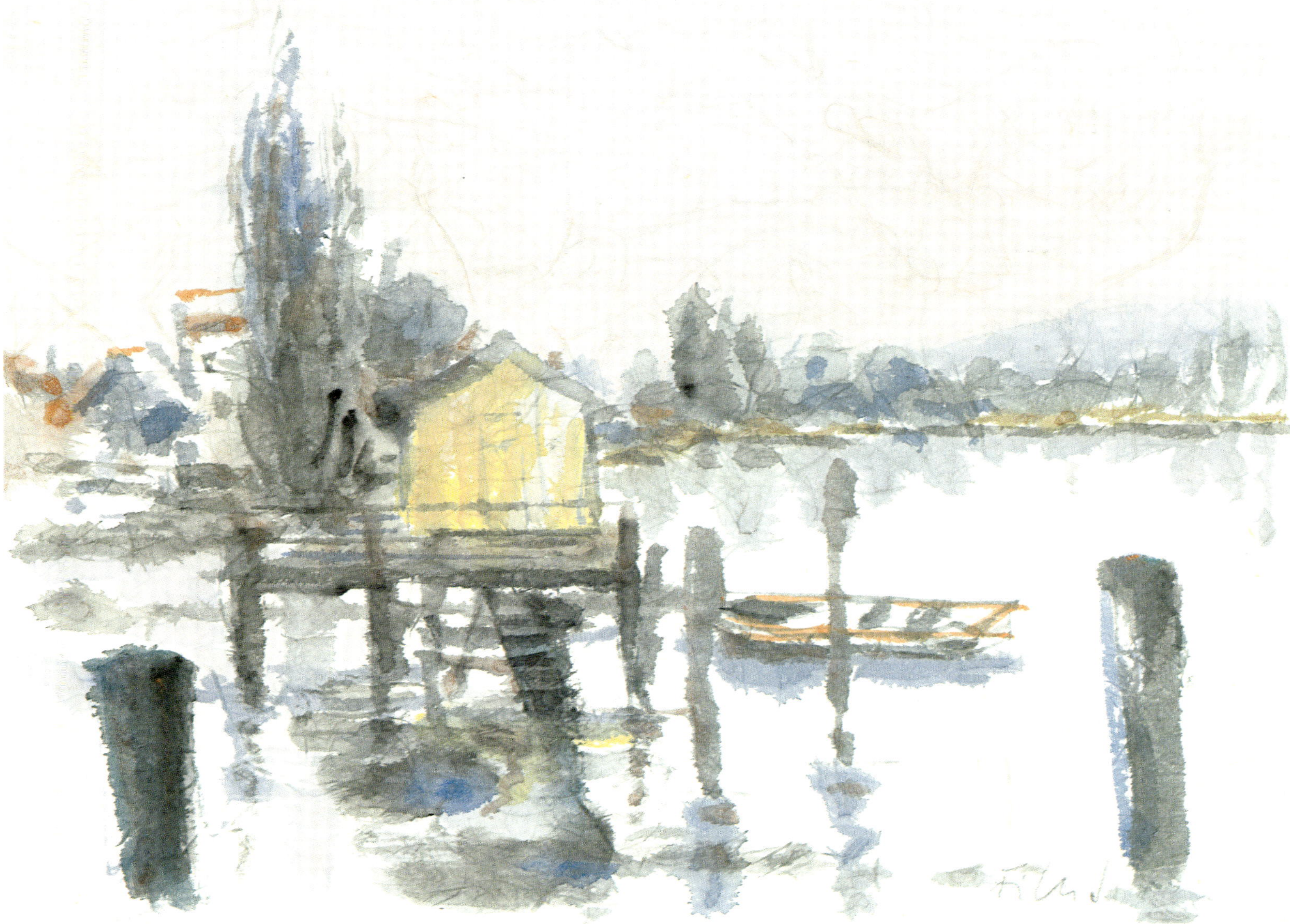

Bodman

Sonntagnachmittag

Den Wind schickt der See, die Schwäne
an Land, die schweigenden Rätsel.
Zäh treibt ein Engel Familien heim.
In Segel wickelt sich der Wind

und schläft. Möwen lassen sich für Brot
photographieren. Schüchtern frägt das Hochhaus
ob es richtig steht. Trauer
rückt den Zeiger der Persiluhr.

Hinterm Vorhang stirbt pünktlich der Rat a. D.
Geblendet tritt das Brautpaar aus der Kirche.
Sie winkt die Schwäne her. Der Schrei
des roten Bluts schreckt den See, der Sonntag

springt in Stücke. Möwen nehmen
ihre Arbeit auf, tragen die blutende Stadt
in den Himmel. Der See ruft den Wind,
die Schwäne zurück, die schweigenden Rätsel.

Martin Walser

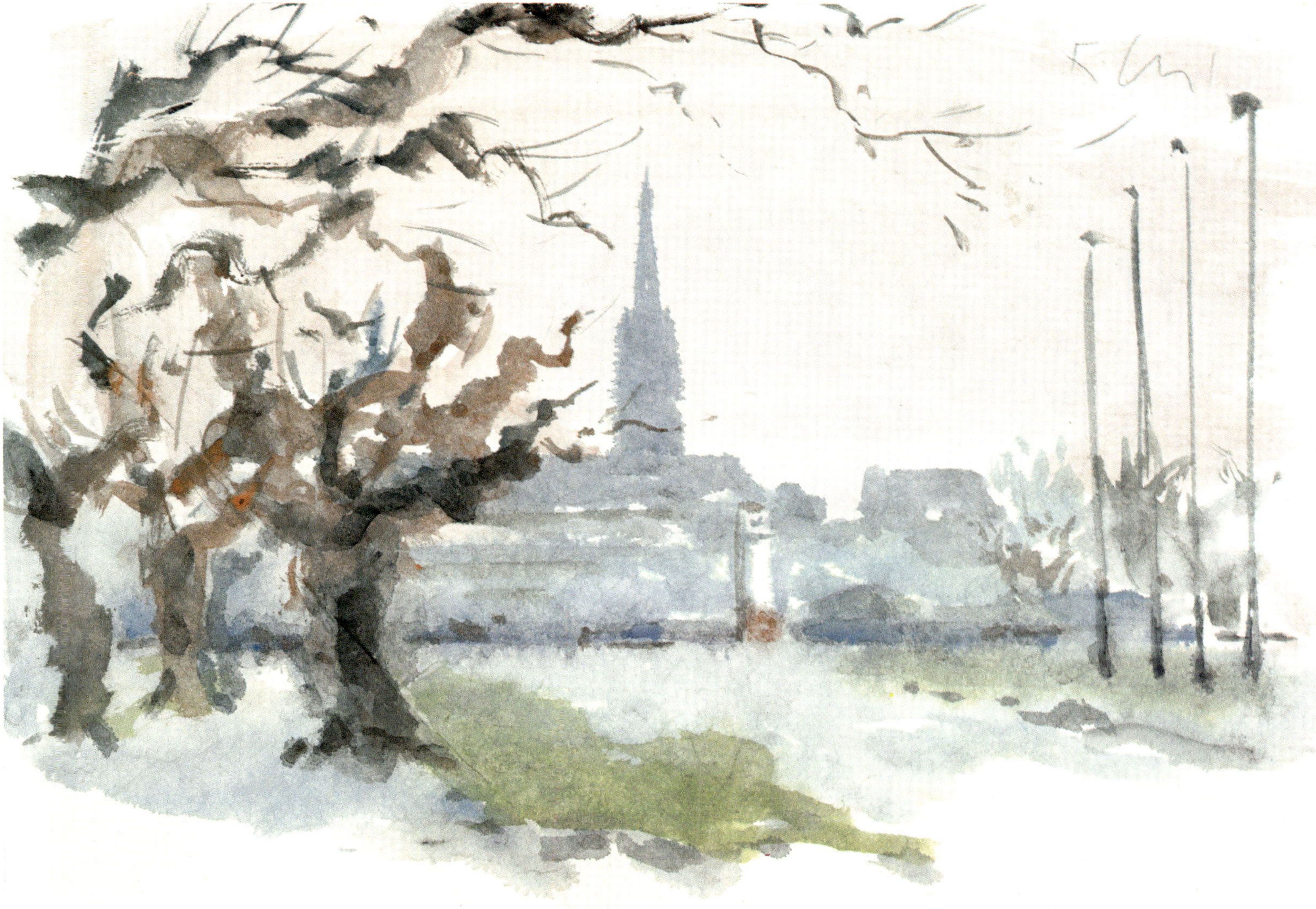

Sonntag in Radolfzell

Seegfrörne

Als wäre es dieses abwartende Leben
verschwiegen mit frostigen Schultern und
leerem Blick seewärts

Winter für Winter vergeblich die
bessere Kälte erhoffend

das große Eis fürs Gehen Arm in Arm

Werner Dürrson

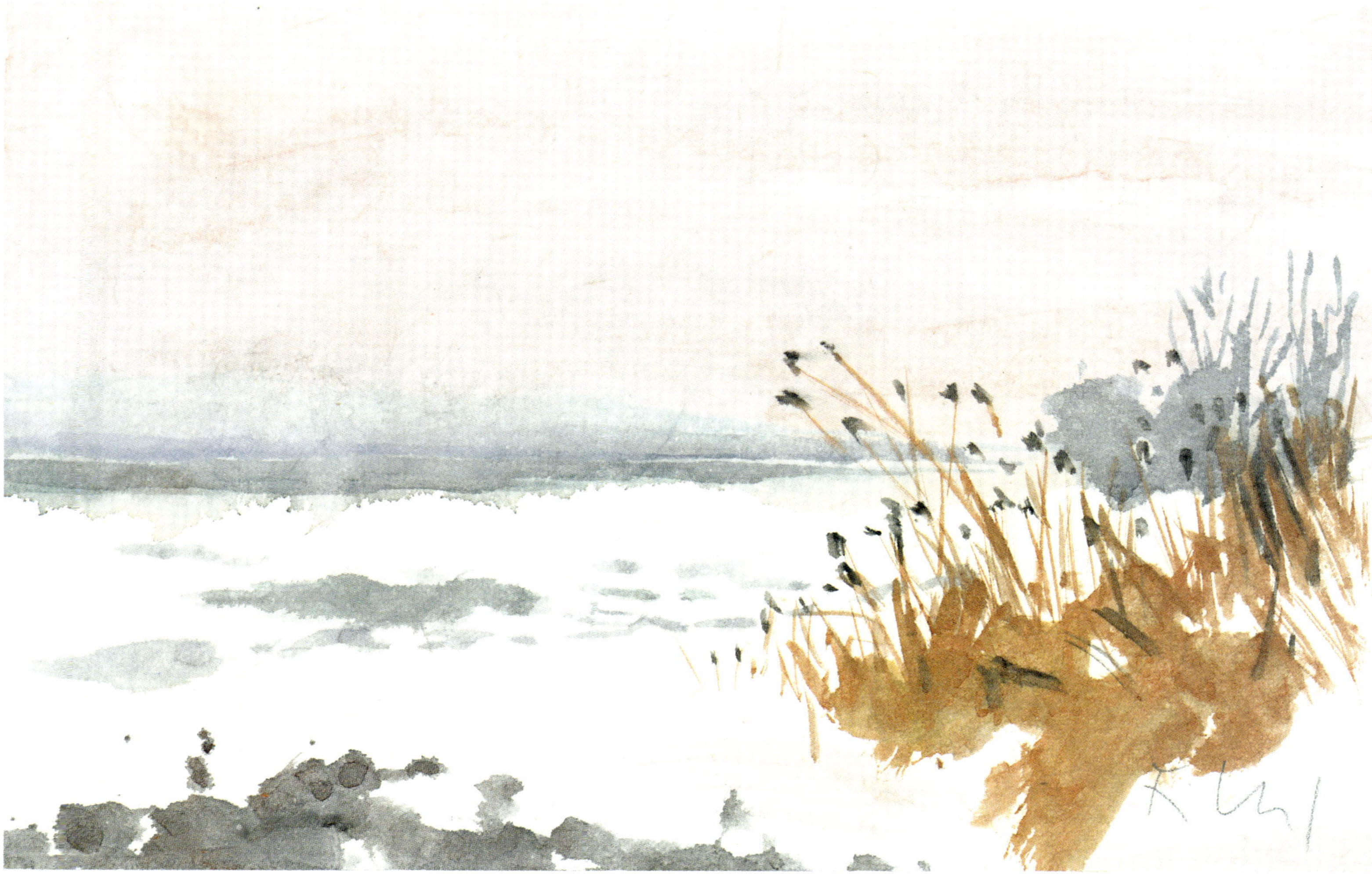

Tiefer Winter auf der Mettnau

Oberhalb von Hemmenhofen. Griechenland – weht es mich an. Hinterm Tannengrün geht der See in Bläue, seiden und hell. Das Blau des Sees ist des Himmels Blau. Blau, Fernwehblau nach dem Osten hin: Kommt nicht von dort, einen Silberflimmer ums Gesicht, blauäugig Aphrodite, auferstanden mit der Morgensonne aus rosigem Nebelbett? Rhododaktylos Eos. Griechenland. Nicht, weil ich auf dem Suso-Gymnasium Griechisch gelernt habe. Nicht, weil, blick ich nach Konstanz hinüber, mir dieses Griechisch zurückkommt als eine Traumseligkeit meiner Jugend. Griechenland. An einem Septembertag stelle dich auf die Höhe der Höri. Schau, wie sanft so ein Blau ist und hell. Wie ein Vers von Hölderlin kommt es dir vor. Du schaust auf den Untersee und hast die Ägäis vor Augen. Das Licht der Abendsonne tränkt das andere Ufer: ein Fenster blitzt auf, der weiße Giebel eines Hauses, eine Häuserzeile von Steckborn. Im Osten aber der See voll rosiger Tupfer verschimmert, klingt aus wie ein Gesang der Odyssee. Griechenland, denke ich, ist, was man sucht. Auch auf der Höri.

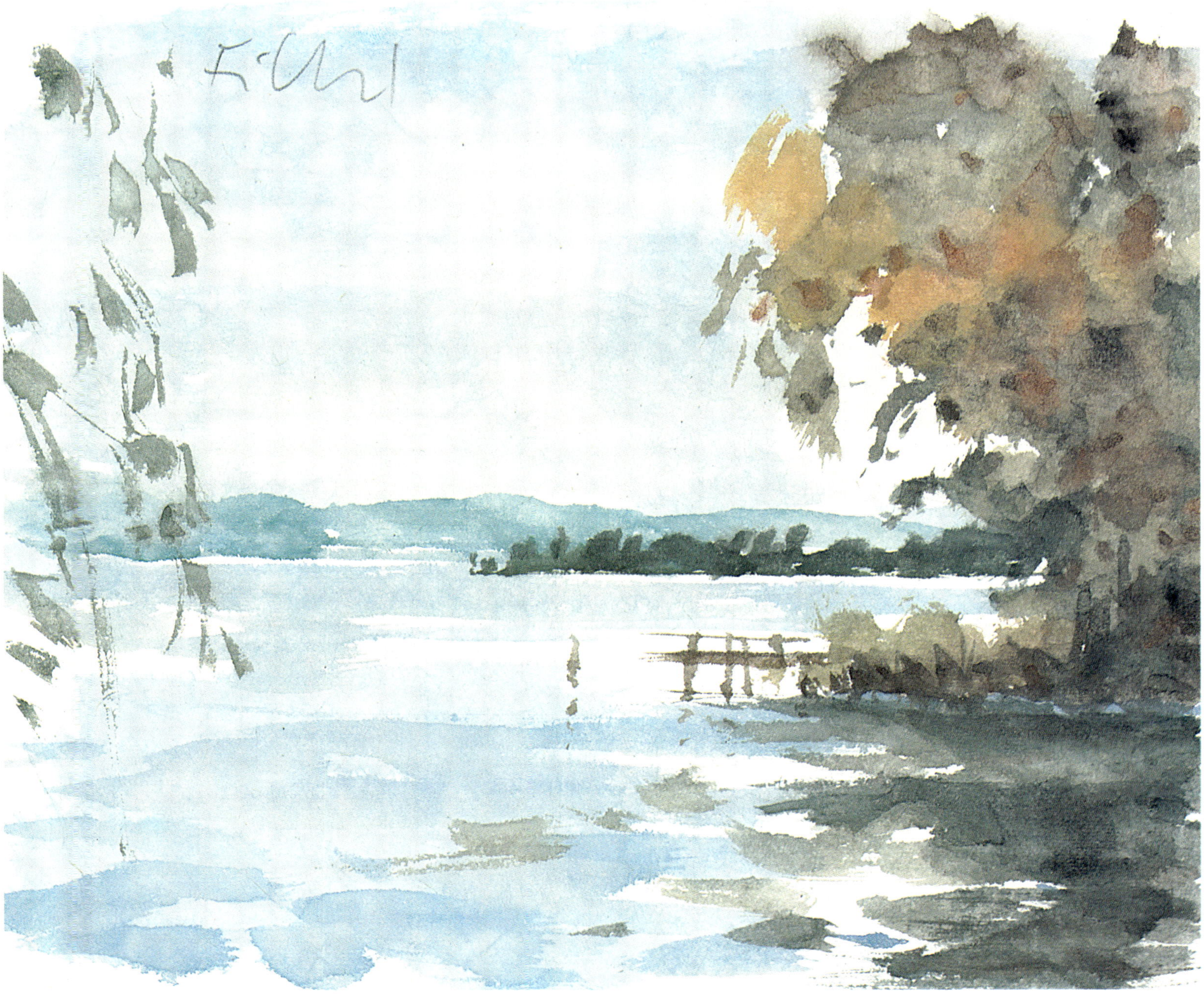

Abendgang auf der Reichenau

Seewärts fließt ein silbern Leuchten
zu fernen dunklen Ufern fort,
und in den sommermüden, abendfeuchten
Gärten sinkt wie ein verhalten Liebeswort
die Nacht.
Und zwischen mondenweißen Giebeln
verfängt sich noch ein letzter Vogelruf
vom alten Turmdach her –
und was der lichte Sommertag mir schuf
ruht früchteschwer –
aus Ewigkeiten
eine sinnentrückte Fracht –
mir in der grauen Wüste
einer großen Einfalt.

Martin Heidegger

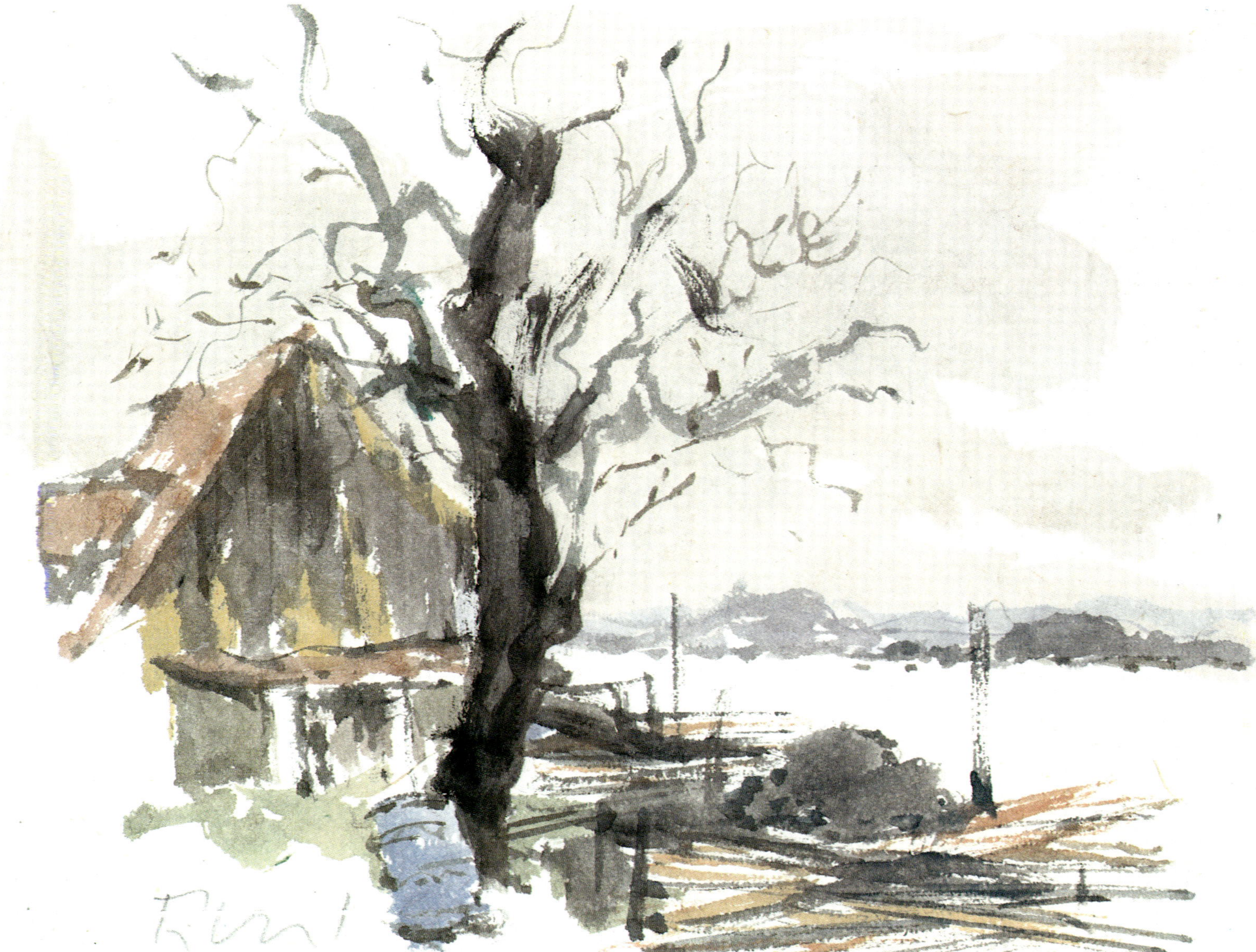

Insel Reichenau

Mittag im September

Es hält der blaue Tag
Für eine Stunde auf der Höhe Rast.
Sein Licht hält jedes Ding umfaßt,
Wie man's in Träumen sehen mag:
Daß schattenlos die Welt,
In Blau und Gold gewiegt,
In lauter Duft und reifem Frieden liegt.

– Wenn auf dies Bild ein Schatten fällt! –

Kaum hast du es gedacht,
So ist die goldene Stunde
Aus ihrem leichten Traum erwacht,
Und bleicher wird, indes sie stiller lacht,
Und kühler wird die Sonne in der Runde.

Hermann Hesse

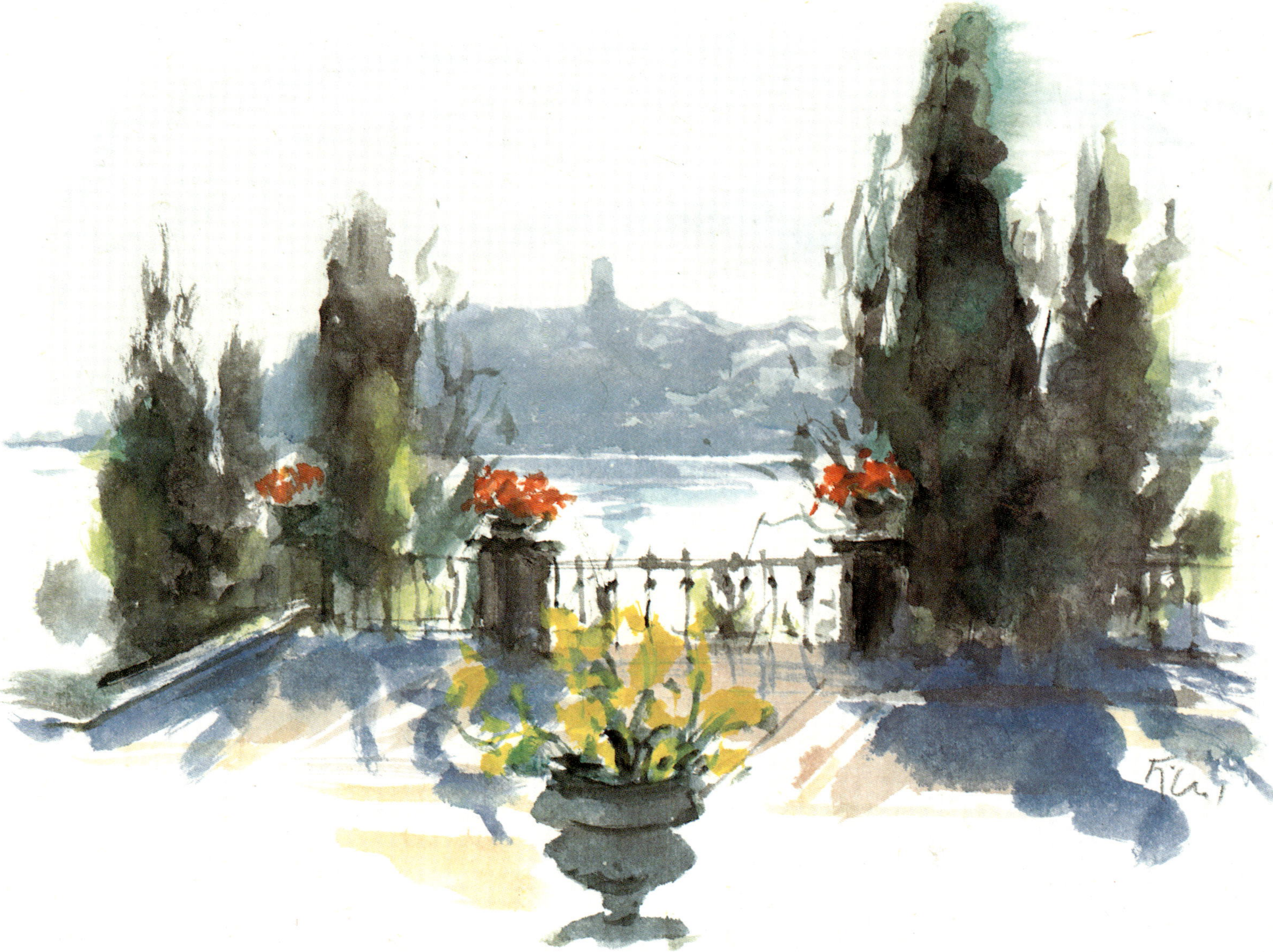

Spätsommer auf der Mainau

Jeder kennt ihn als Silhouette

Ob gegen Morgen oder Abend, der Konstanzer Münsterturm auf der schmalen Linie zwischen Bodanrück und Seerücken, zwischen See und Himmel taucht auf als ein hochgereckter, breitschultriger Quader mit kurzer Turmspitze in der Mitte. Mir kommt er anders vor. Denke ich an ihn, sehe ich mich auf dem Vorplatz, der so schmal geraten und von Bürgerhäusern umgürtet ist. Da reckt er sich mächtig empor, massiv in seiner Architektur. Da ist er ganz monumentale Gegenwart, ganz Wucht.
Rund um den See ist Architektur selten monumental. Mauern aus Wacken bleiben irdisch gedrungen, Barockes zeigt sich versöhnlich-verspielt, und was sich zur Größe erkühnt hat, ist bald vom Grün der Bäume umrauscht.
Die Turmfront des Münsters richtet sich nackt und fest auf, das Silbergrau des Sandsteins verdunkelt unterm Regen, und mir ist, als ziehe der hochbrüstige Quader stets den Regen an, sobald ich unter ihm vorbeieile und kaum den Blick nach oben wage, wo die breite Brüstung die Turmspitze verdeckt. Auf dem Platz, kommt mir vor, ist es immer zugig. Unter den dahinziehenden Regenwolken scheint die graue Masse zu wanken, als wollte sie allsogleich über mich herfallen. Mir ist, als müßte ich um die Ecke schauen nach dem, was sich dahinter zeigt, oder Stufen ins Portalhaus hinauflaufen unter den Schutz des mächtigen Kreuzes über dem Doppeltor.

Bruno Epple

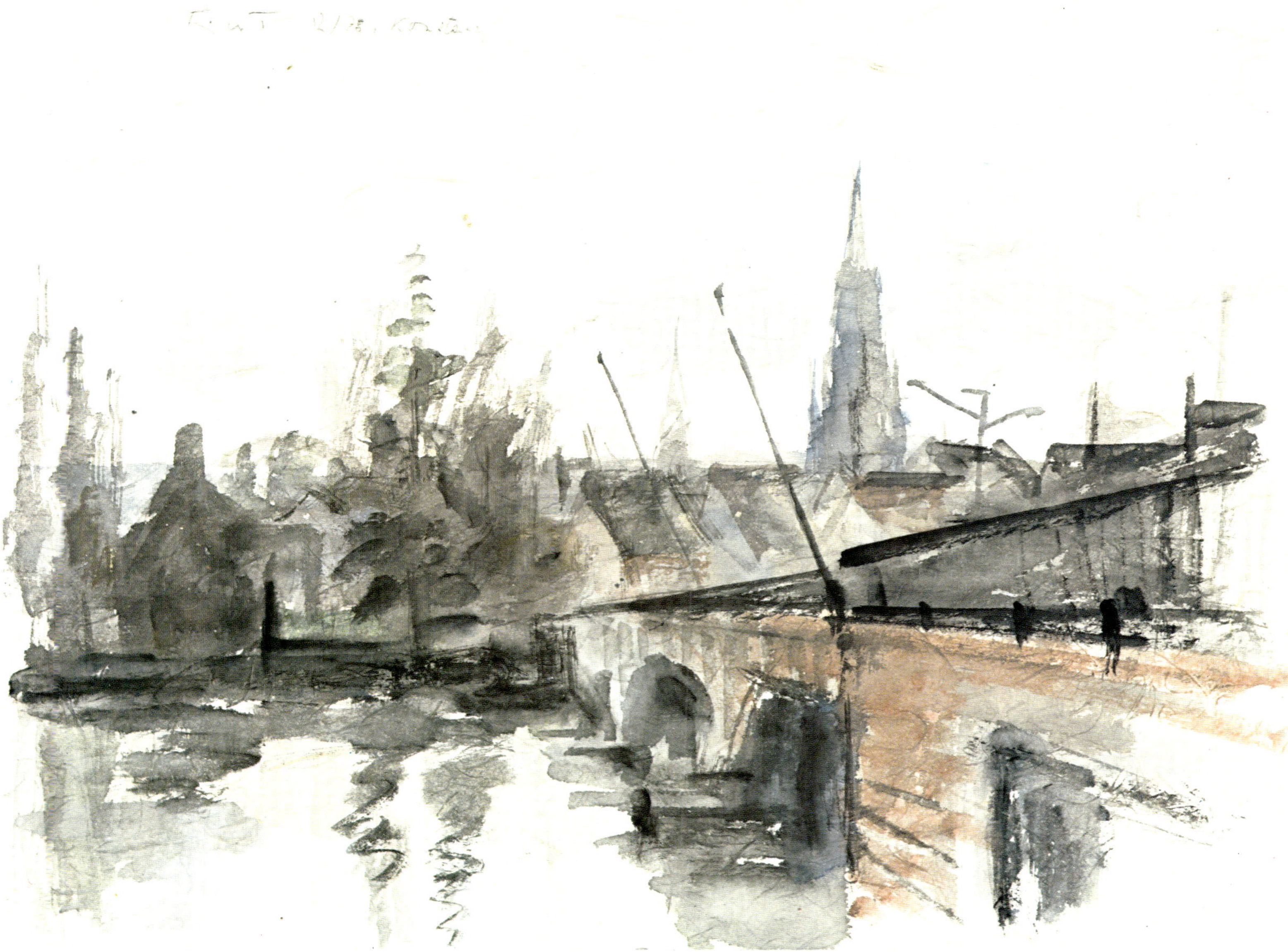

Konstanzer Rheinbrücke

Der Bodensee

Weithin weht der Glockenklang
von den Türmen nieder,
und der See hallt süß und bang
das Geläute wider –
wie wenn die versunkne Zeit
in der blauen Tiefe
angerührt zu Lust und Leid
aus dem Schlafe riefe.

Emanuel von Bodman

Konstanzer Hafen

Oktober

In ihrem schönsten Kleide
Stehn alle Bäume gelb und rot,
Sie sterben einen leichten Tod,
Sie wissen nichts vom Leide.

Herbst, kühle mir das heiße Herz,
Daß es gelinder schlage
Und still durch goldene Tage
Hinüberspiele winterwärts.

Hermann Hesse

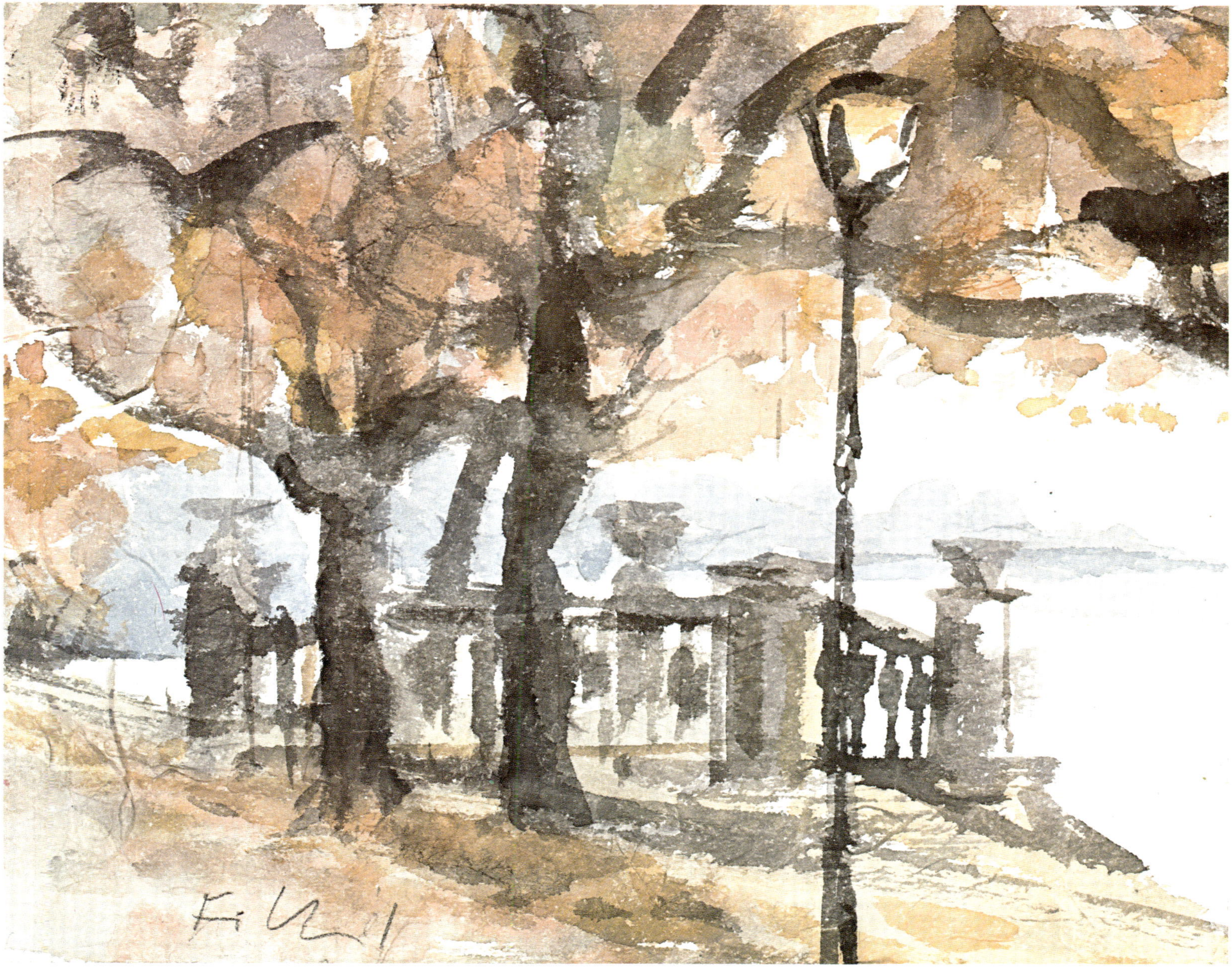

Seestraße in Konstanz

Trüber Morgen am See

Silbergrüne Flut am Morgen
und die Berge fern verhüllt.
Was sich wohl aus Traum und Sorgen
einer lauen Nacht erfüllt?

Schwerer Wind und Wolkenzüge,
nur im Ost ein heller Saum.
Tag! Verheißung oder Lüge?
Leben! Reichtum oder Schaum?

Horch, nun rauscht die Woge lauter,
die sich an der Mole bricht.
Schaukelnd zieht aus sanftumblauter
Bucht ein Kahn ins zage Licht.

Maria Müller-Gögler

Seerhein bei Gottlieben

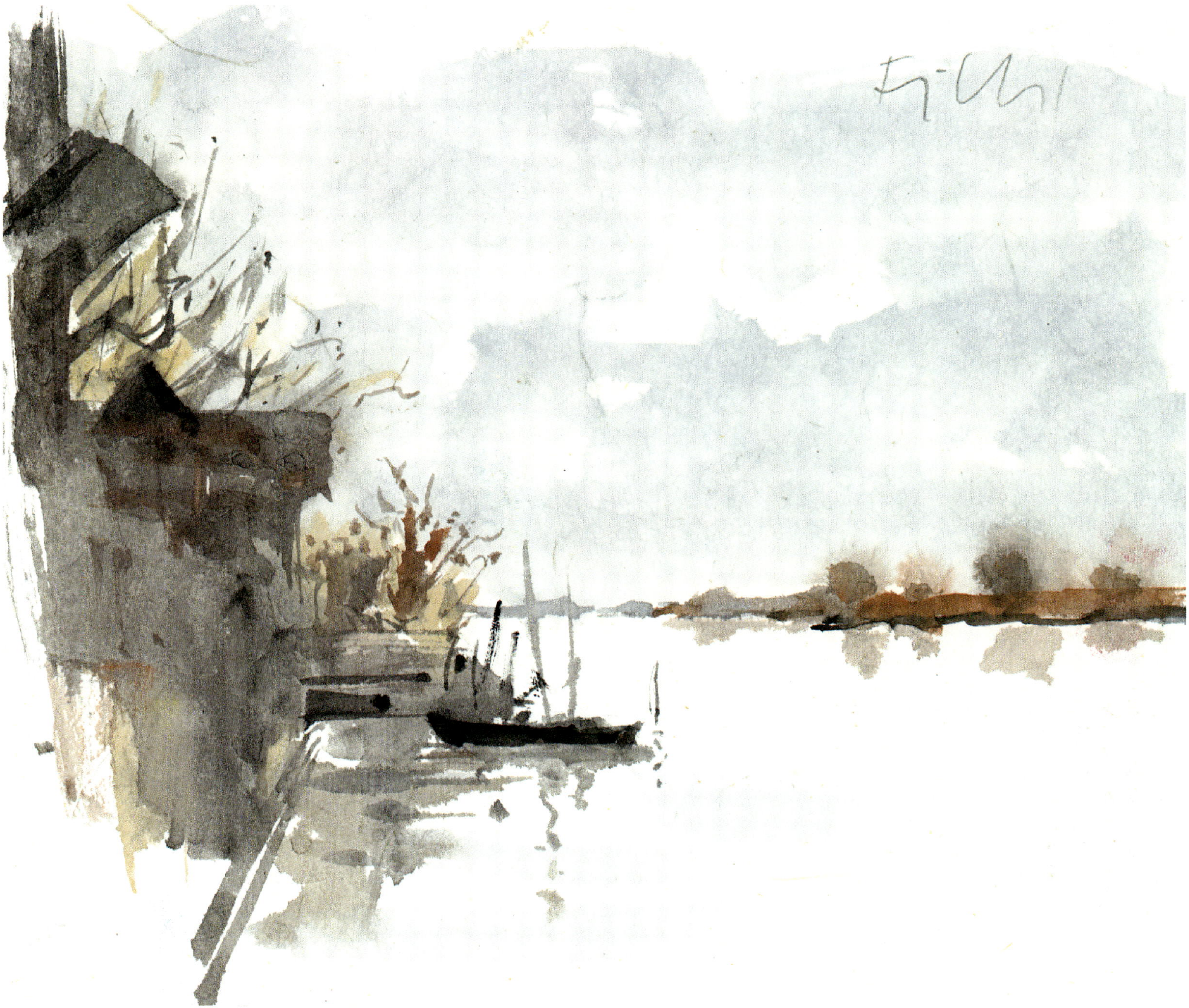

Arenenberg

Der See, aus der Höhe geschaut, offenbart sich dir anders als im Schatten einer Weide am Ufer, wo du vernarrt ins Wellenspiel dich verlierst. Hier von oben ist es herrscherlich leicht, mit Augen seine Vielfalt zum umfassen. Hier magst du den Überlegenen spielen.
Und ein anderes, gerade hier, entdeckst du. Dir ist, als sähest du neu und anders. Alles zeigt sich deinem Blick in sonntäglicher Frische, wie eigens herausgeputzt und eingefärbt. Das macht die Sonne, mit der du schaust, nicht gegen sie wie am deutschen Ufer, wo Helle dich anflimmert und Atmosphäre sich impressionistisch verdichtet – leicht und luftig beschwingt, wird dort der See zum Aquarell, pastellzart ist die Luft ,,getempert'', und das helle Blau über den Alpen mag in uns Deutschen jene unsägliche Sehnsucht nach dem eichendorffschen Italien wecken. Was uns so weich und sentimental stimmt. Hier oben auf Arenenberg ist es anders. Die Sonne im Rücken, da schauen wir offenen Auges, schauen wimpernlosen Blicks ins Land, das herausmodelliert und faßbar vor uns liegt. Die Konturen sind schärfer, die Farben satter, wie ausgeleuchtet alles, von ungetrübtem Glanz. Ein männlicher Blick, nicht in Unbestimmtes hineinträumend, sondern der wahrnimmt und zupackt.
Arenenberg: Das ist eine neue Aussicht auf unser Land.

Bruno Epple

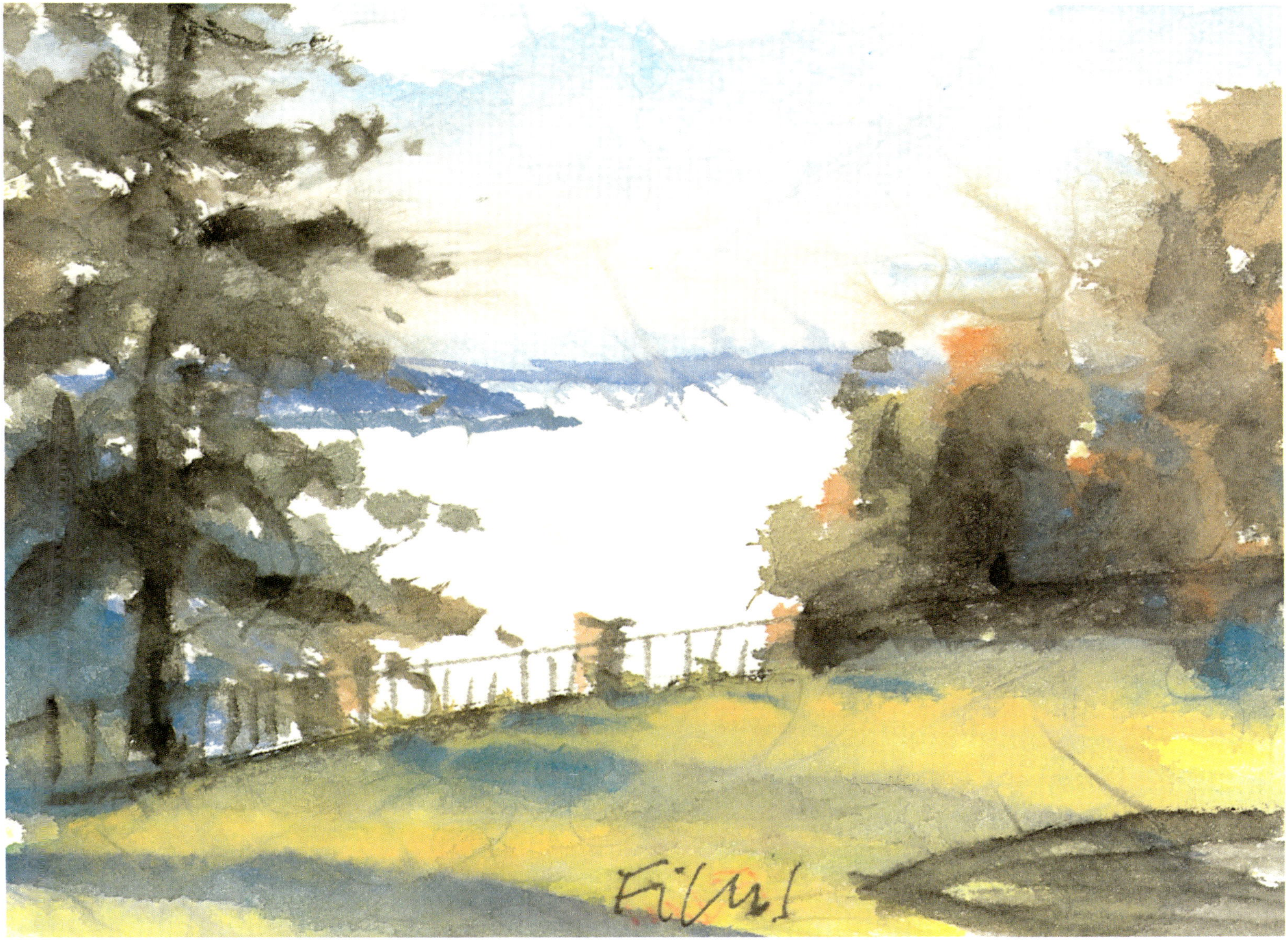

Arenenberg

Meine Freunde vom diesseitigen, vom thurgauischen Ufer kennen Orte, die Meersburg heißen und Überlingen, nur dem Namen nach, sind nach Ravensburg nie gekommen. Jenseits des Sees ist ihnen die Landkarte weiß oder grün wie die Taiga, die mag sich in ihrer Vorstellung wohl über Stuttgart und Hamburg bis ans Meer strecken. Der Sprung übers Wasser ist ein Sprung aus dem Kopf, eine Fahrt übers Meer, ein Satz, weiter als bis an spanische Ferienstrände. Über dem Wasser wohnt der große Bruder im Norden. Ich aber stamme aus dem Weiß der Landkarten, ich komme von Norden und habe Jahre gebraucht, mich hier einzufinden.
Meine Freunde in Zürich kennen Orte, die Romanshorn heißen und Arbon, nur dem Namen nach. Kreuzlingen? Nie dort gewesen. Rorschach? Ach ja, am Bodensee. Frauenfeld? Mal vor Jahren mit dem Zug durchgefahren. Und laden mich freundlich gönnerhaft an ihr schmales Seelein nach Meilen, nach Horgen. So, aus der Ostschweiz sind Sie? Ich bemerkte, daß ich aus einem Entwicklungsland komme, stelle fest, daß ich eine Gegend bewohne, die auf den Landkarten nur weiß verzeichnet ist. Ich, aus der Fremde gekommen, erkenne mich doppelt fremd in einer Region, die Leuten, die anderen Orts das Sagen haben, unbewohnt oder unbewohnbar zu sein scheint.

Jochen Kelter

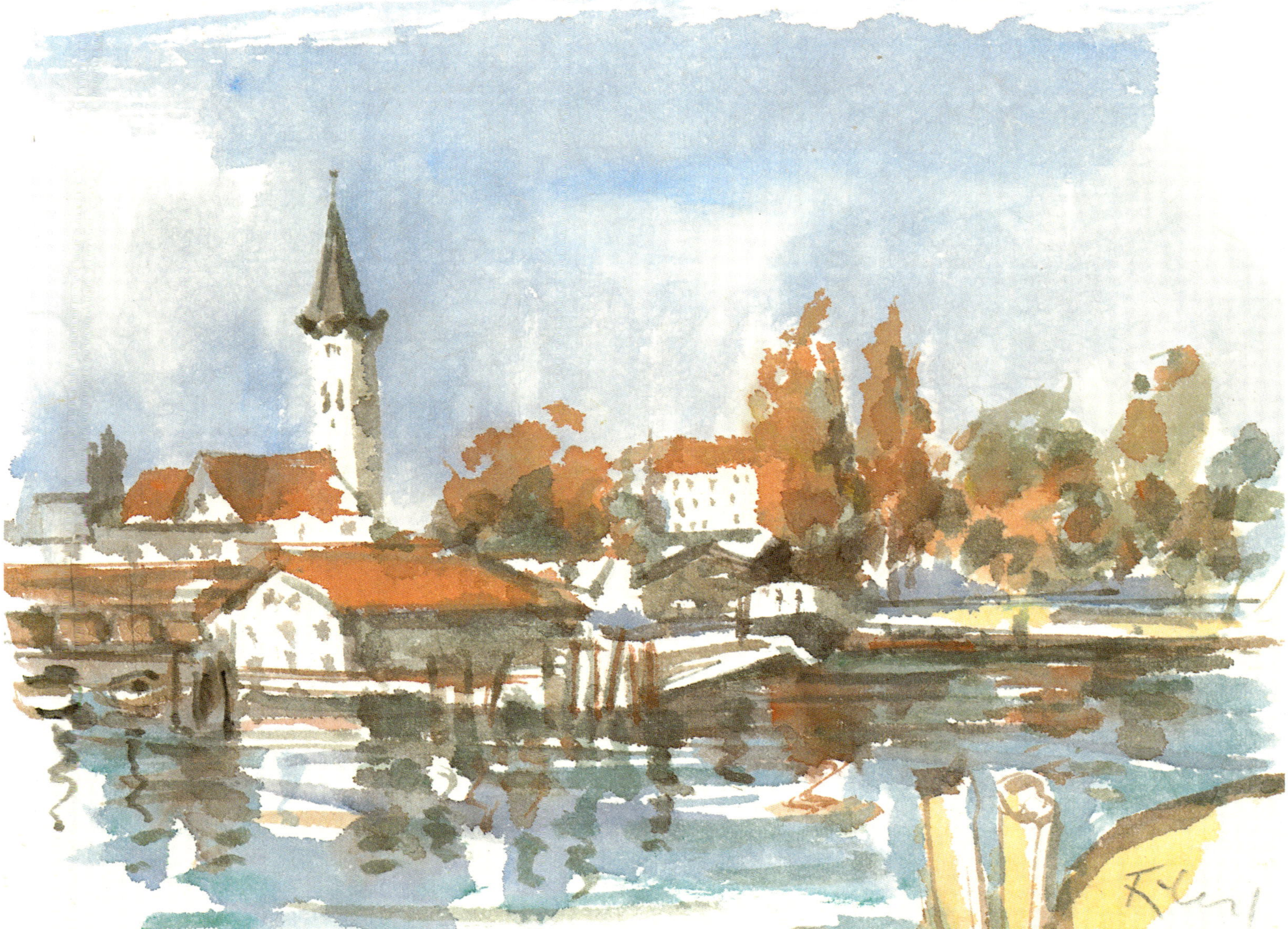

Alte Fährbrücke Romanshorn

So sitzen und dem Winde lauschen
im Wald am See den ganzen Tag
dem Wipfelwiegen Wipfelrauschen
So ohne Uhr und Glockenschlag:

Ist kein Geschäft und doch ein Schaffen
Hat keinen Zweck und ist doch gut
Solang man ohne Jagd und Raffen
in Gott und in sich selber ruht

Wilhelm Schussen

Seeweg bei Arbcn

Herbst

Herbst rufst du
preisest sein Gold
edle Reife beschwörend
daß ihre Fülle dein sei
wie der Traubenbeeren lichtgelbe
und nachtschwarze Süße
die in der Kelter gebannt und geklärt wird

Zur Läuterung
ins Haus gelockt
mit allen Sinnen
spüre Vergessnes ich auf
bedenke mutig was war
was ungefügig mir blieb
mit der Jahrzeit verblich
den morgigen Tag auch
daß er gelinge
und murmelte schließlich
den schwierigen Dank
zu sein wie mir geschah
da ich noch bin

Wiewohl die Kälte alles zeichnet
die spröden Blätter bald fallen
die Tage sich einholend schwinden
werde ich auch den letzten
liebend bezeugen
wie immer er sei

Armin Sigrist

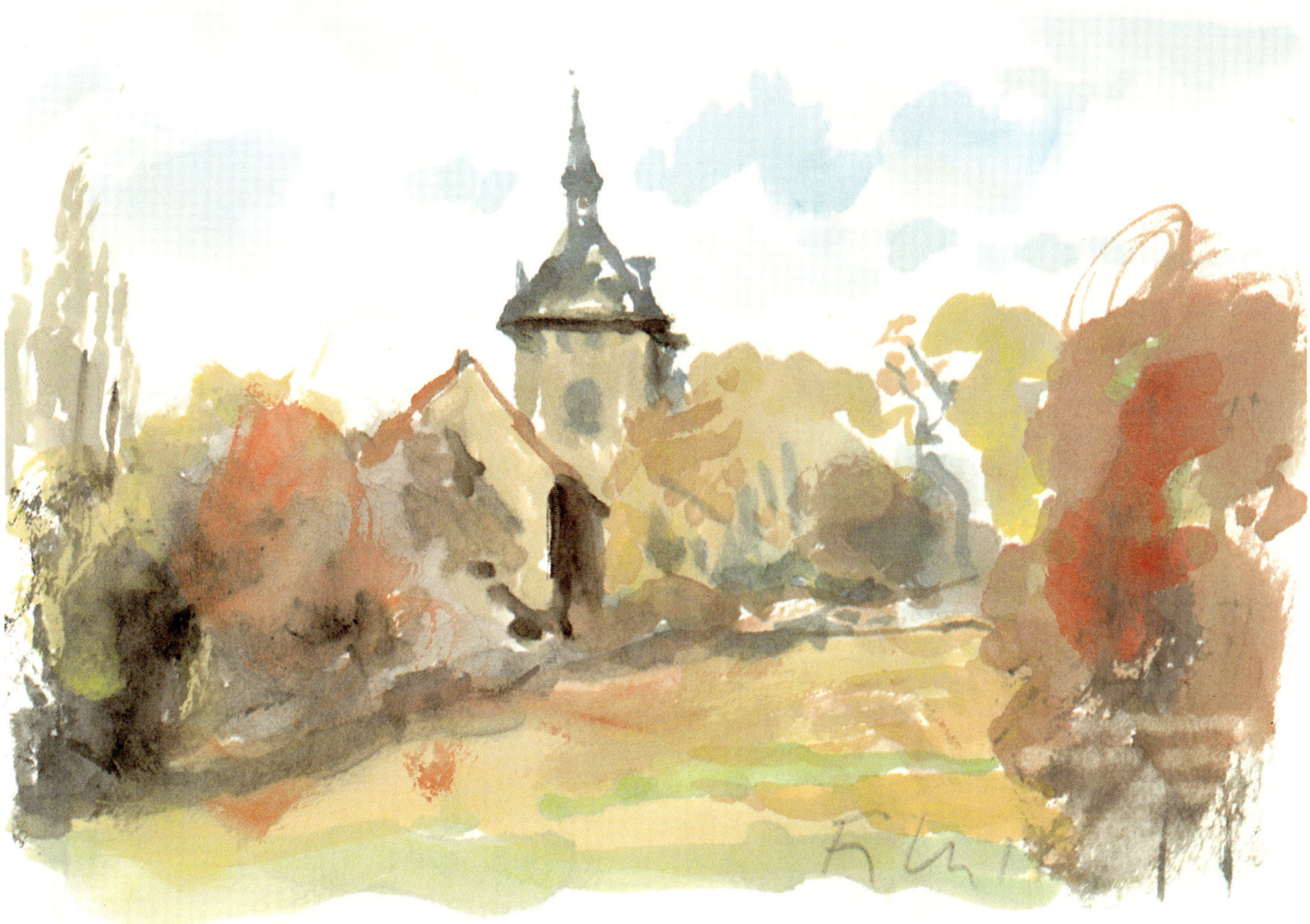

St. Martin in Arbon

Eine gemäßigte Landschaft, eher leis als laut, eher verhalten als ausgelassen. Nichts in der Landschaft ist hart, spitz, nirgendwo Schärfe in den Konturen, keine Extreme, Kontraste. Eher weich, gerundet, „getempert", ausgeglichen. Auch die Menschen? Mir scheint, sie gehen Konfrontationen aus dem Wege, fechten Streit nicht aus, suchen Ausgleich. Geht es hitzig her, dann dauert es nicht länger als ein Föhnsturm. Die aufgewühlten Wogen sind nach drei Tagen geglättet, friedlich liegt der See da, ein Spiegel der Versöhnlichkeit. Aber die Tiefen bleiben dunkel. Kein Klima für Revolution. Dazu ist die Luft zu schwer hier. Man schläft gern und ausgiebig. Die Luftfeuchte verlockt zum Nichtstun. Ein Klima zum Träumen. Das nährt die Vorstellung, die Fantasie, auch das Spintisieren, das Nachdenken, einem Gedanken nachhängen. Sich etwas einbilden, was nicht ist. Also kein Klima für Fleißige, zum Streben kein Anlaß, keine Herausforderung rundum.

Bruno Epple

Am Hafen von Arbon

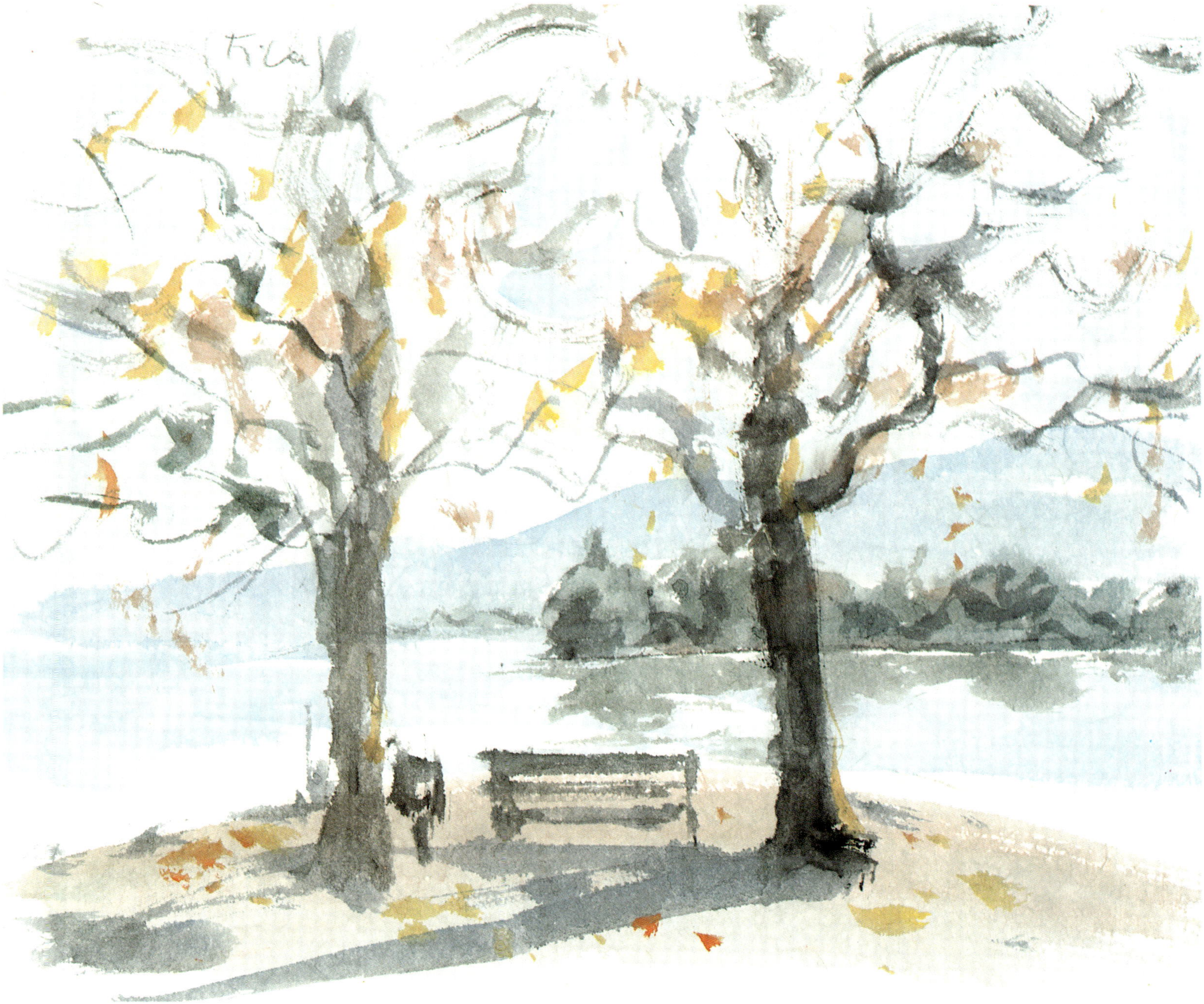

Am Bodensee

Schwelle die Segel, günstiger Wind!
Trage mein Schiff an das Ufer der Ferne –
Scheiden muß ich, so scheid' ich gerne,
Schwelle die Segel, günstiger Wind!

Schwelle die Segel, günstiger Wind!
Daß ich den Boden, den heimischen, schaue –
Fahre du wohl, Helvetiens Aue,
Schwelle die Segel, günstiger Wind!

Schwelle die Segel, günstiger Wind!
Wenn ich auch hier im Entzücken verweile,
Drüben knüpfen mich liebende Seile –
Schwelle die Segel, günstiger Wind!

August Graf Platen

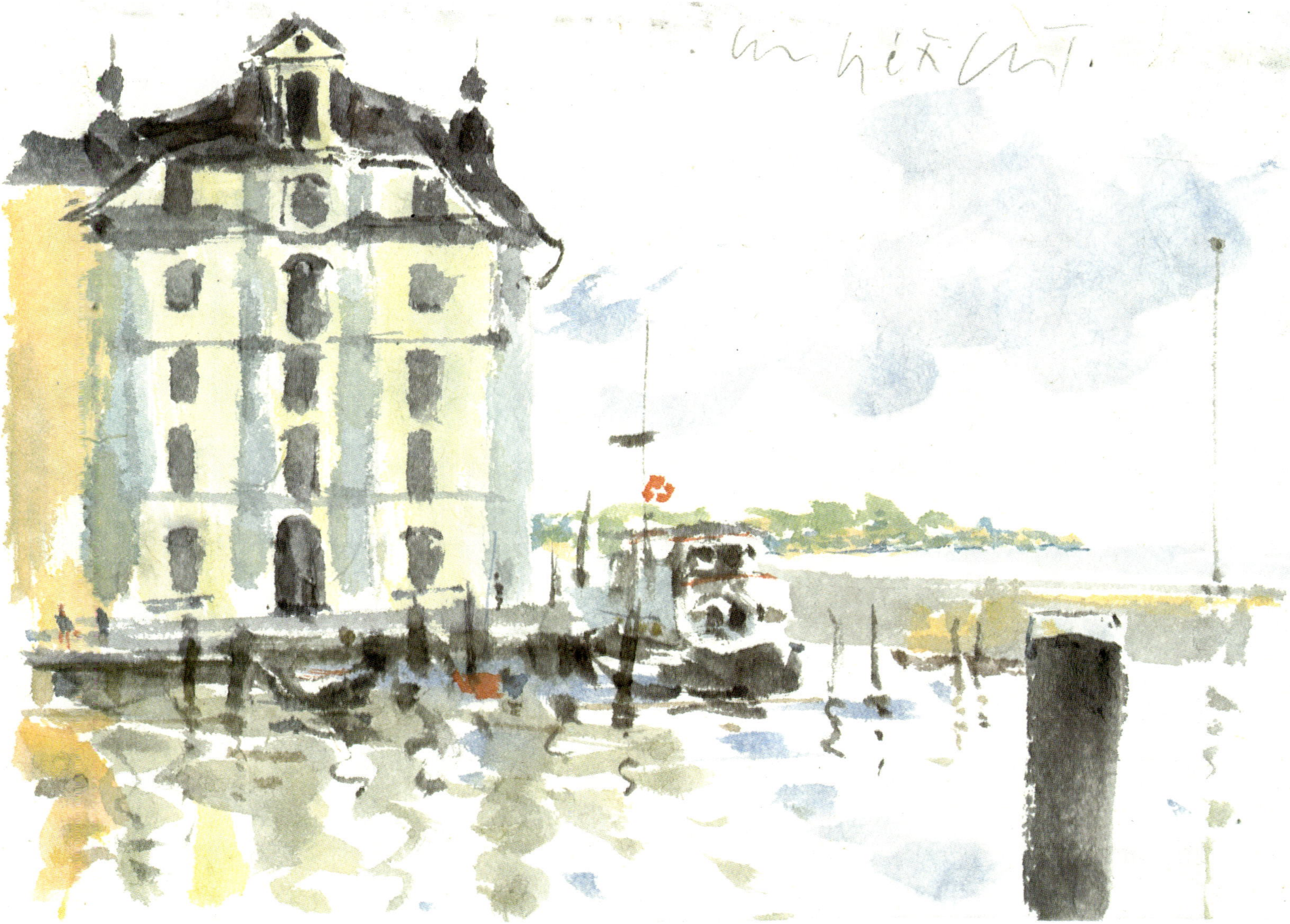

Hafen und Kornhaus in Rorschach

Septembermorgen

Im Nebel ruhet noch die Welt,
Noch träumen Wald und Wiesen;
Bald siehst du, wenn der Schleier fällt,
Den blauen Himmel unverstellt,
Herbstkräftig die gedämpfte Welt
In warmem Golde fließen.

Eduard Mörike

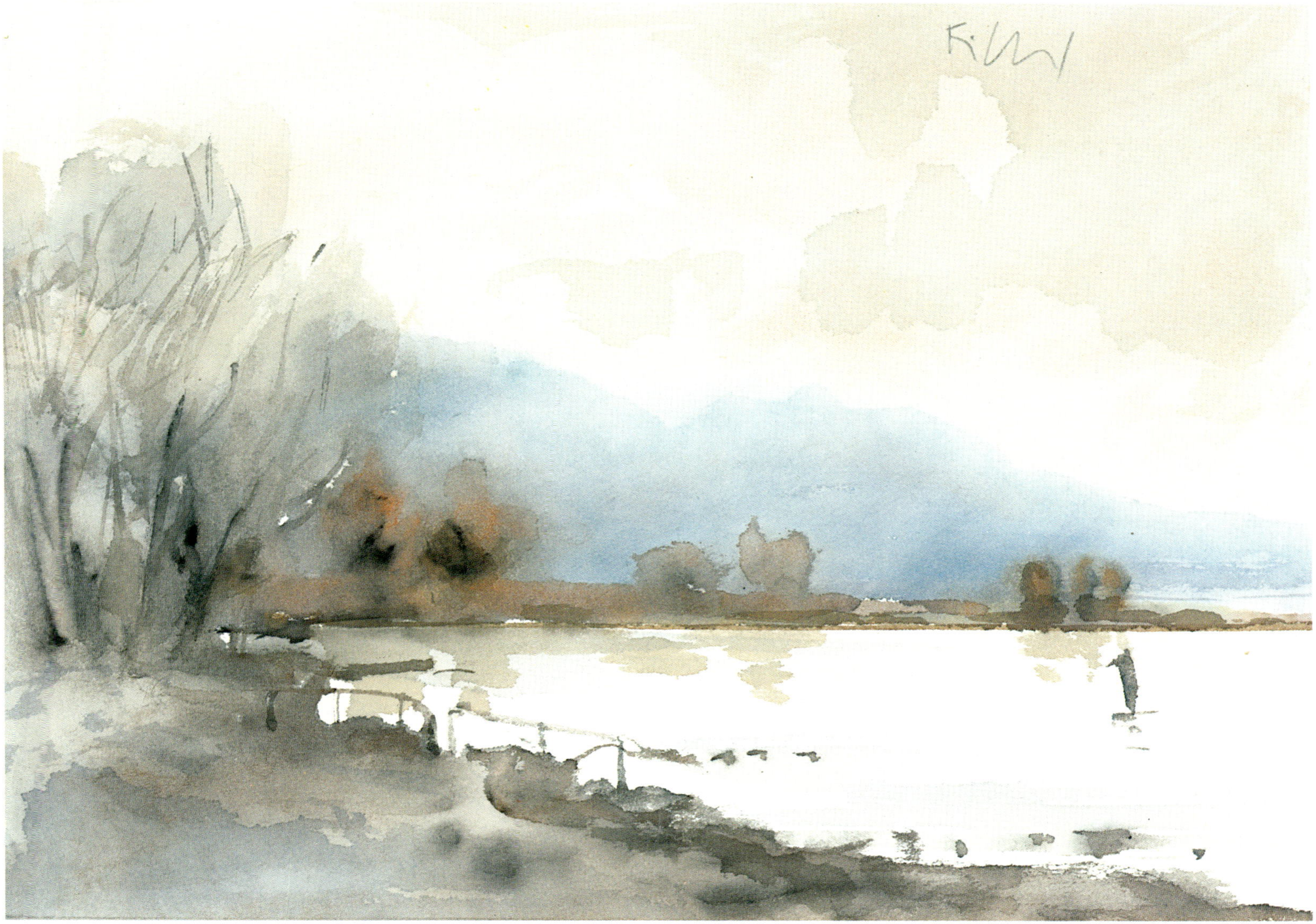

Rohrspitz (bei Höchst)

Still löse ich die rostige Kette vom alten Baumstamm, schiebe mein leichtes Ruderboot ins Wasser, knie hinten auf und stoße vom Strande ab. Der See liegt weit hinaus spiegelglatt und flimmert grün und silbern. Die Sonne brennt in voller Mittagskraft herunter, und der jenseitige Seerand spiegelt einen blauen, leuchtenden, von festgeballten schneeweißen Sommerwolken durchzogenen Himmel.
Hinter mir entweicht das schattige Wiesenufer mit hohen Pappeln und breiten, alten, tiefhängenden Weiden, und mit dem Ufer flieht auch alles das zurück, was mir dort am Lande Arbeit und Freuden, Pein und Sorge macht. Es wird fern und unkenntlich, es verliert an Wichtigkeit und Wert und je weiter ich in den blendenden Brand der Farben und Lüfte hineinfahre, desto fremder, älter, unbegreiflicher wird mir das kaum erst Vergangene.

Hermann Hesse

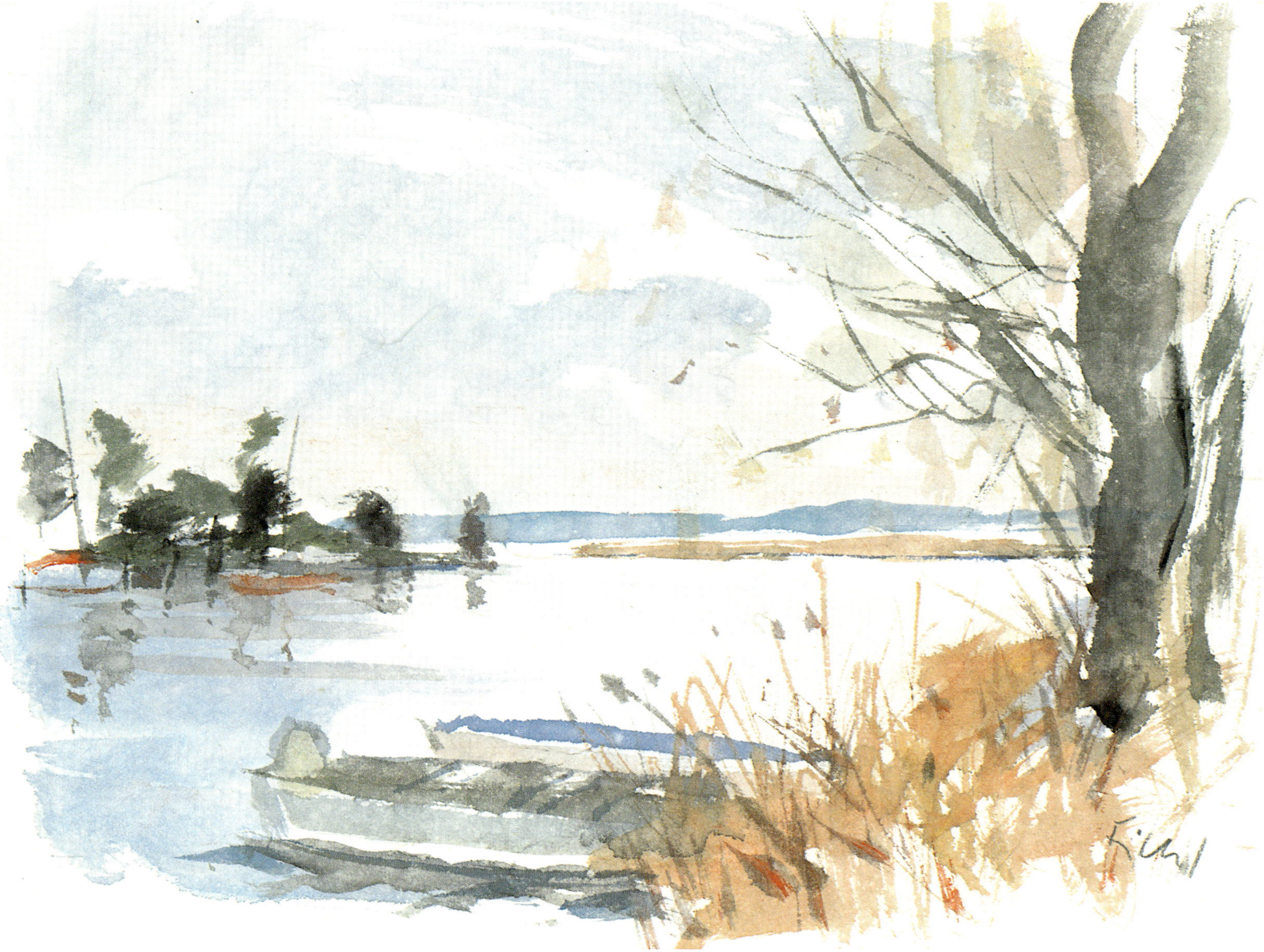

Bootshafen von Hard

Blaue Stunde

Abends, wenn die Ufer blauen,
goldumsäumt auf silbergrauen
Fluten ferne Segel gehn,
aus den offnen Fenstern Frauen
von den schweren, sommerlauen
Lüften weich umschmeichelt spähn,
schwankend zwischen Wunsch und Grauen
in die fremde Ferne schauen,
bleibt die Zeit verwunschen stehn,
bis im Schwarzen alle grauen,
silberzarten, zauberblauen,
süßen Töne untergehn.

Maria Müller-Gögler

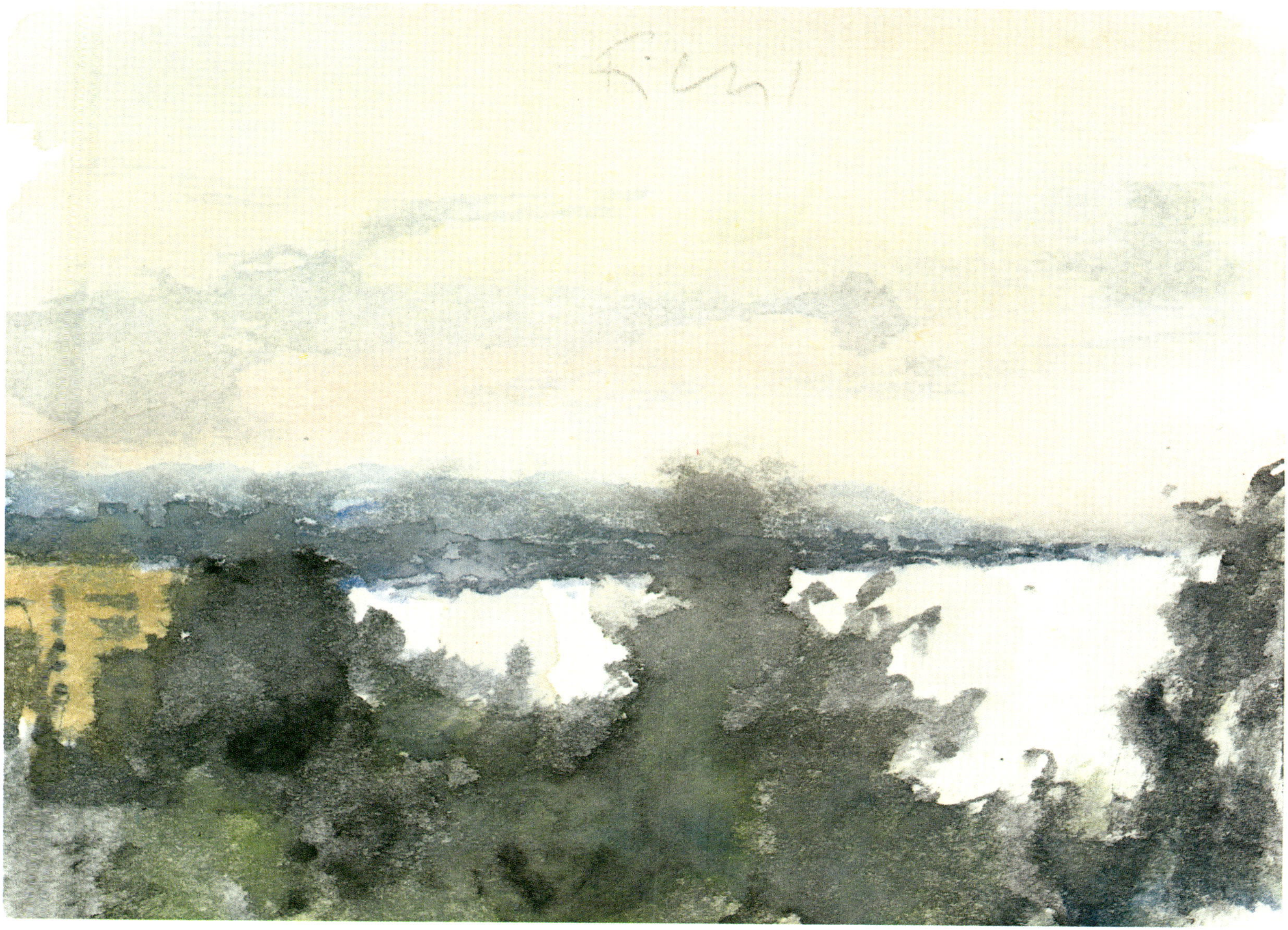

Abendliches Bregenz

Bregenz und Bodensee

Bregenz beschreiben, den Bodensee mitbeschreiben, das heißt zunächst nichts anderes als die Lage zu loben, das Ufer zu umschwärmen, Wasser und Himmel zu bewundern. Diese Aussagen erfassen aber nur vermeintlich jene Wirklichkeiten, die als stimmungsreiche und farbige Bilder darstellbar sind. Dahinter rückt sehr bald der ästhetische Zauber dieser Landschaft vor und bedrängt das Innere, so daß das Auge zum Diener der Psyche wird. Denn Seenlandschaft ist wie überall auch hier Seelenlandschaft.
Dieses nämlich: am Ufer zu stehen, sich an den Wellenblick gewöhnen, die Riesenfläche Wasser zu überschauen, soweit es die Optik zuläßt, das ist das Einmalige an der Bregenzer Hafenmole. Die Weite gegen Westen erinnert an jene von Meeresufern, besonders abends, wenn die Sonne in den See abfällt und sich Wasser und Himmel zum ungemein zarten und doch sehr bestimmten Strich verbinden, der den Tag von der Nacht scheidet. Wie am Meer und doch in der Mitte Europas, denkt einer dann plötzlich.

Walter Lingenhöle

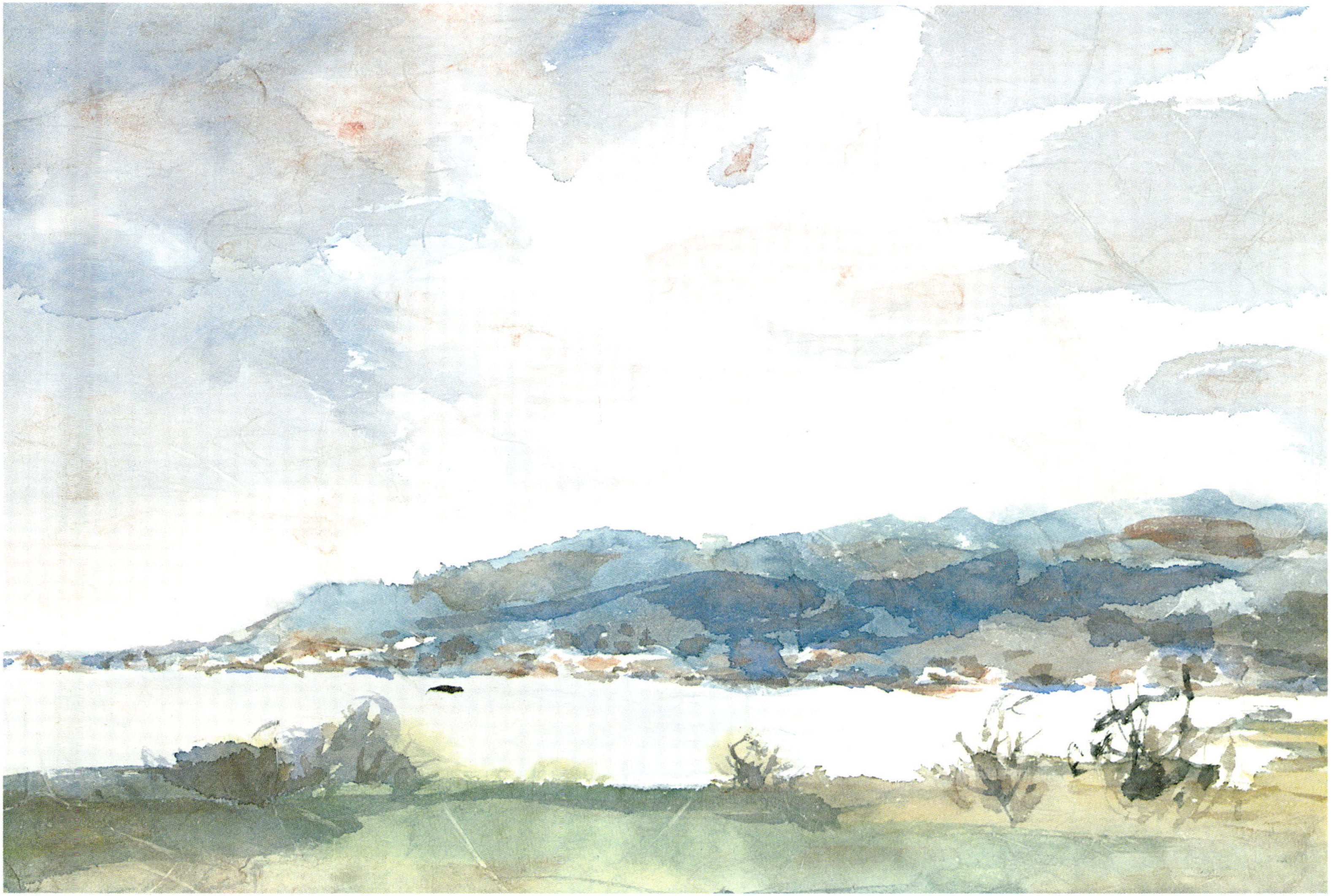

Bregenzer Bucht

Zweite Saison

Dies alles also ein zweites Mal: Ein verregneter Sommer, die Vormittage im Café, die Nachmittage im Café. Feuchte Nächte, Kälte kriecht durch das schräggestellte Fenster, aufwachen, wenn das Zittern endlich durch den Körper läuft. Das Frühstück in die Länge gezogen, ein Brötchen mehr und eine Kanne Kaffee nachgekocht. Verpackt schon wieder, eilig zurückgelegt in den Koffer die Utensilien für die erhoffte Wärme. Doch kein Zweifel taucht auf: Wir werden wiederkommen, in der nächsten Saison.

Hans Georg Bulla

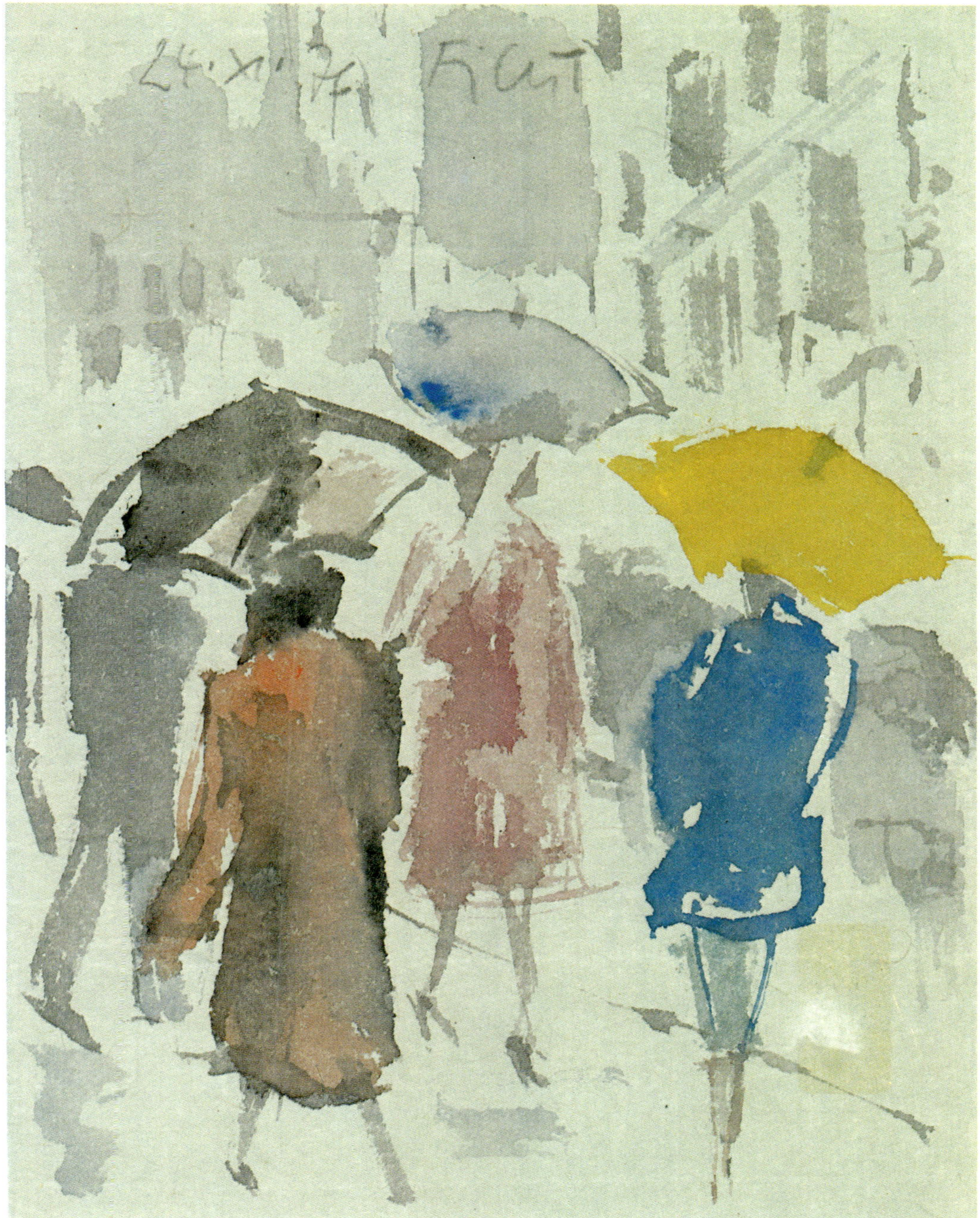

Regentag in Bregenz

Verloren oder aufgehoben? Welches Bild wähle ich aus? Welches Gefühl wird stärker sein an diesem Wintermorgen? Keines wird überhandnehmen im Angesicht des Sees, der zu groß ist, um aufgehoben zu sein, und zu begrenzt, um verlorenzugehen. An seinen Ufern zu wohnen, das ist Ausfahrt und Heimkehr in einem ...
Über die offene Weite der Wasserfläche weht ein scharfer Luftzug, der eine Ahnung von den vereisten Bergen am jenseitigen Ufer mitbringt. Heißer Kaffee würde mir jetzt wohltun. Doch die vielen Cafés und Restaurants, alle die Weinstuben halten Winterschlaf. Die Hotels haben sich hinter geschlossene Fensterläden zurückgezogen. Die Uferstraße, die das Sommerhalbjahr über von Touristen in bunter Bewegung bleibt, gehört mir, ein paar Hunden und den Silbermöwen, die spähend auf dem Eisengeländer hocken.

Monika Taubitz

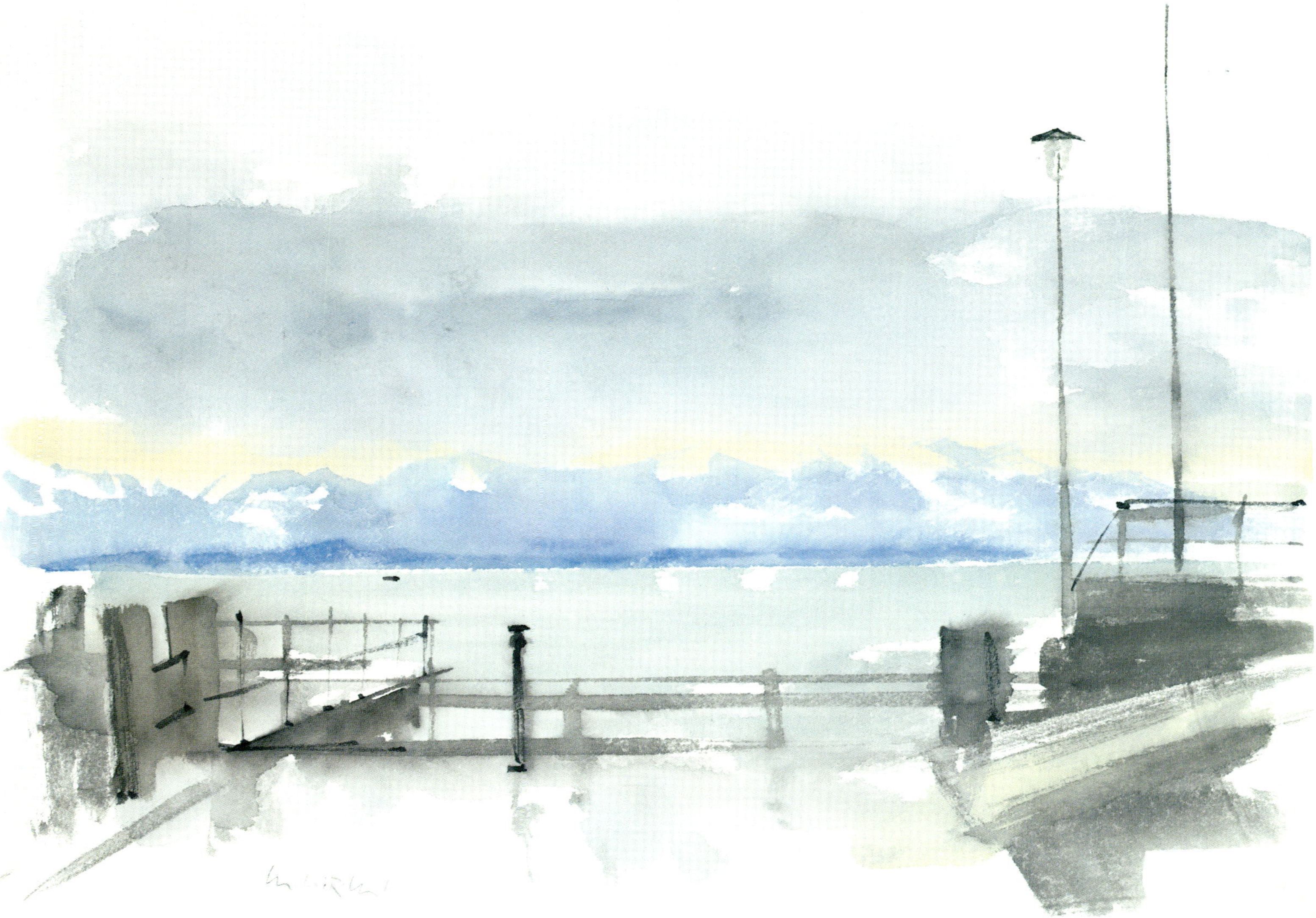

Von Lindau gen Bregenz

Ein Vorfrühlingstag

Aller Wind ist heimgegangen,
alles Wasser ruht geglättet,
Berg an Berg liegt sanft gekettet,
und der Himmel ist verhangen.

Nur ein Hauch vom Silbergrauen
weckt auf Lachen und auf Spritzern
hier und da ein stumpfes Glitzern,
und die blauen Wolken tauen.

Gipfel liegen noch im Weißen,
doch aus unbegrünten Mulden
keimt unendliches Gedulden
und unendliches Verheißen,

Langsam wächst am Himmelsschleier
ein perlmutterfarbner Streifen,
und ein erstes Vogelpfeifen
rühmt den künftigen Befreier.

Werner Bergengruen

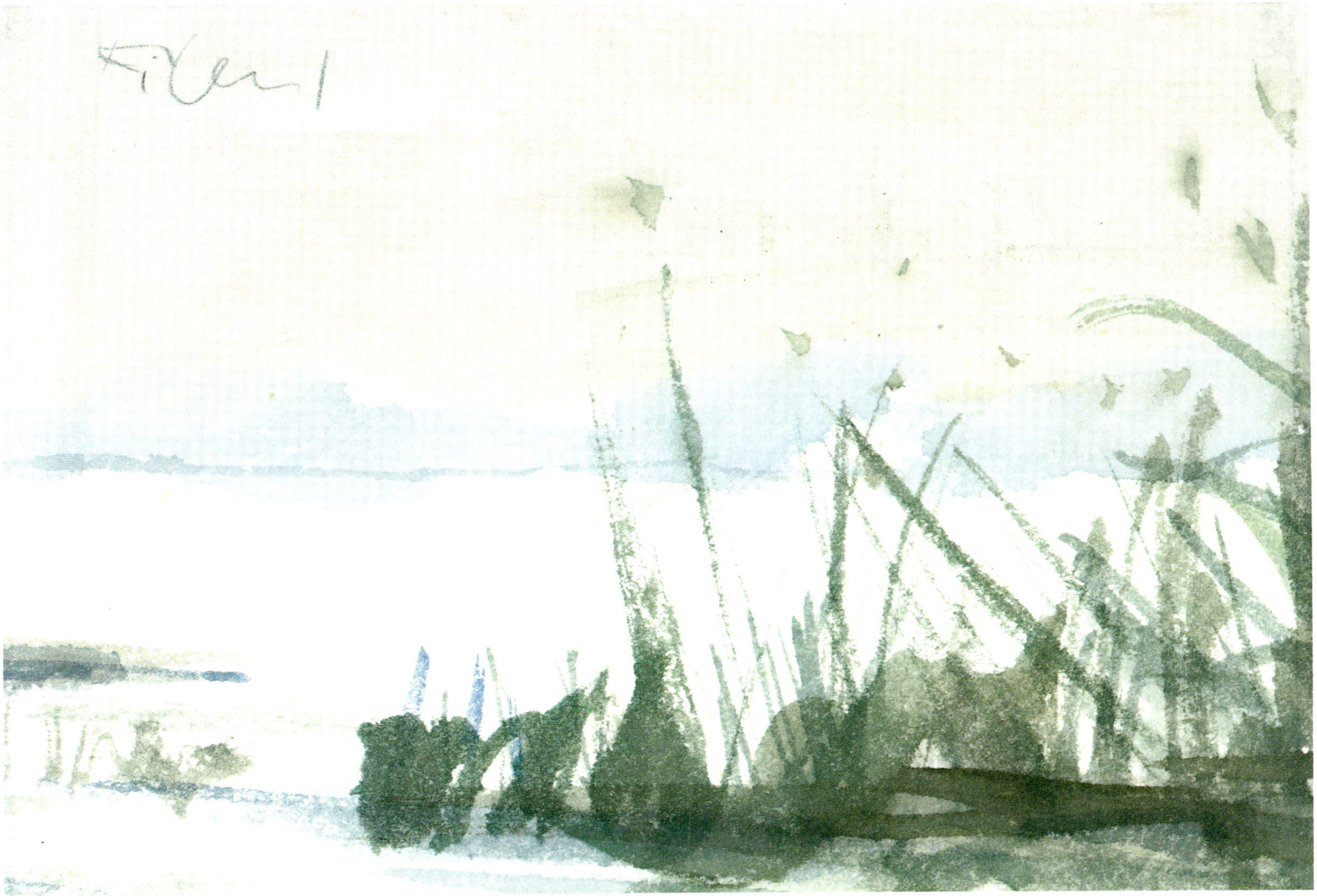

Im Schilf

Die feste Inselstadt lag wieder in Ruhe mit ihren starken Mauern, hinter denen die Häuser neugierig und schadenfroh hervorlugten, und mit ihren Türmen, die versonnen nach dem Säntis hinüberblickten, auf dessen Gipfel die Vergänglichkeit saß und die Jahrzehnte durch die alten, kalten Finger perlten wie ein Rosenkranz.
Immer stiller, arbeitsamer und friedlicher wurden die Stadt, der See und die Menschen. Vom Alten stürzte kaum etwas, aber manches Neue entstand, und so wurde das Land um den See wie eine Chronik, in der man besinnlich lesen kann, ohne daß ein Blatt fehlt; eine lebendige Chronik, ein Buch, hingebettet zwischen den grünen Samt der Wälder und die lichte Seide des Wassers.

*

Das Boot beschrieb einen sanften Halbkreis um die Häuserinsel, die nun, da sie zurückwich, ihr liebliches Bild mit seinen Türmen, Mauern, alten Dächern übersichtlicher aufzuzeigen begann . . .
Mählich öffnete der See seine Weite und war so groß, daß er wie eine Meeresbucht wirkte, die sich geradeaus nach Westen ins Unendliche öffnete, denn dort erkannte man kein Ufer mehr . . .

Horst Wolfram Geißler

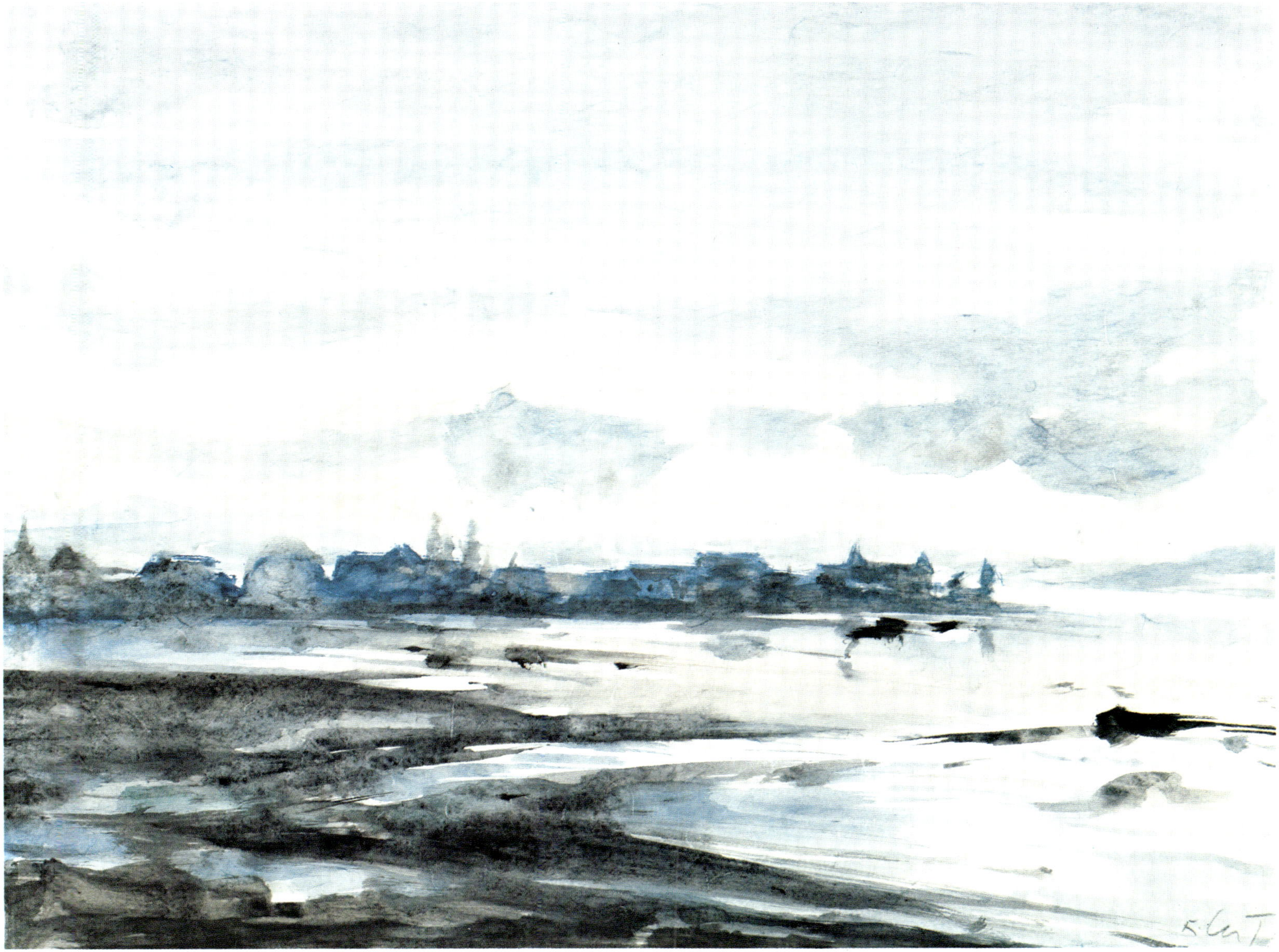

Abendliches Lindau

Es war der späteste Spätsommer. Die Nächte waren schon kühl, aber an den Tagen schufen Windarmut und blanke Sonne jene silbrige, traurig-schöne Stimmung von Sommerabglanz und großer Vergänglichkeit, die einem bewußt macht, daß Leben bloß ein Synonym für Altern ist.
Wir langten am frühen Abend an in Wasserburg. Wir fuhren mit dem Taxi zu jenem Hotel, für das wir blind und von der Ferne gebucht hatten. Es befand und befindet sich wohl noch in jenem Gebäude, welches diesem Ort zu seinem Namen verhalf, also in der Wasserburg; wir gerieten in ein Zimmer, dessen Außenwand zum See zeigte, dessen Fenster eine Öffnung war in einer wehrhaften, einer meterdicken Festungswand; und hinter jenem Fenster war dann die unvergleichliche Szenerie von See, Schweizer Ufer und fernem Gebirge, alles im klaren Lichte eines frühen und sehr sanften Abends, es war atemberaubend, ach, es war gewiß paradiesisch! Meine Frau begann Sinnloses zu murmeln, sie fing zu weinen an, weil ein Übermaß an Schönheit fast ebenso schmerzen kann wie ein Übermaß an Grausamkeit; trink, o Auge, was die Wimper hält, dichtete einer, der zwar nicht an diesem See siedelte, vielmehr an einem benachbarten; immerhin war auch er ein Alemanne, und ich könnte mir keine andere Umgebung denken, wo Ästhetik, Sinnlichkeit und Weinkultur auf so natürliche Weise zu einer einzigen Metapher verschmelzen.

Rolf Schneider

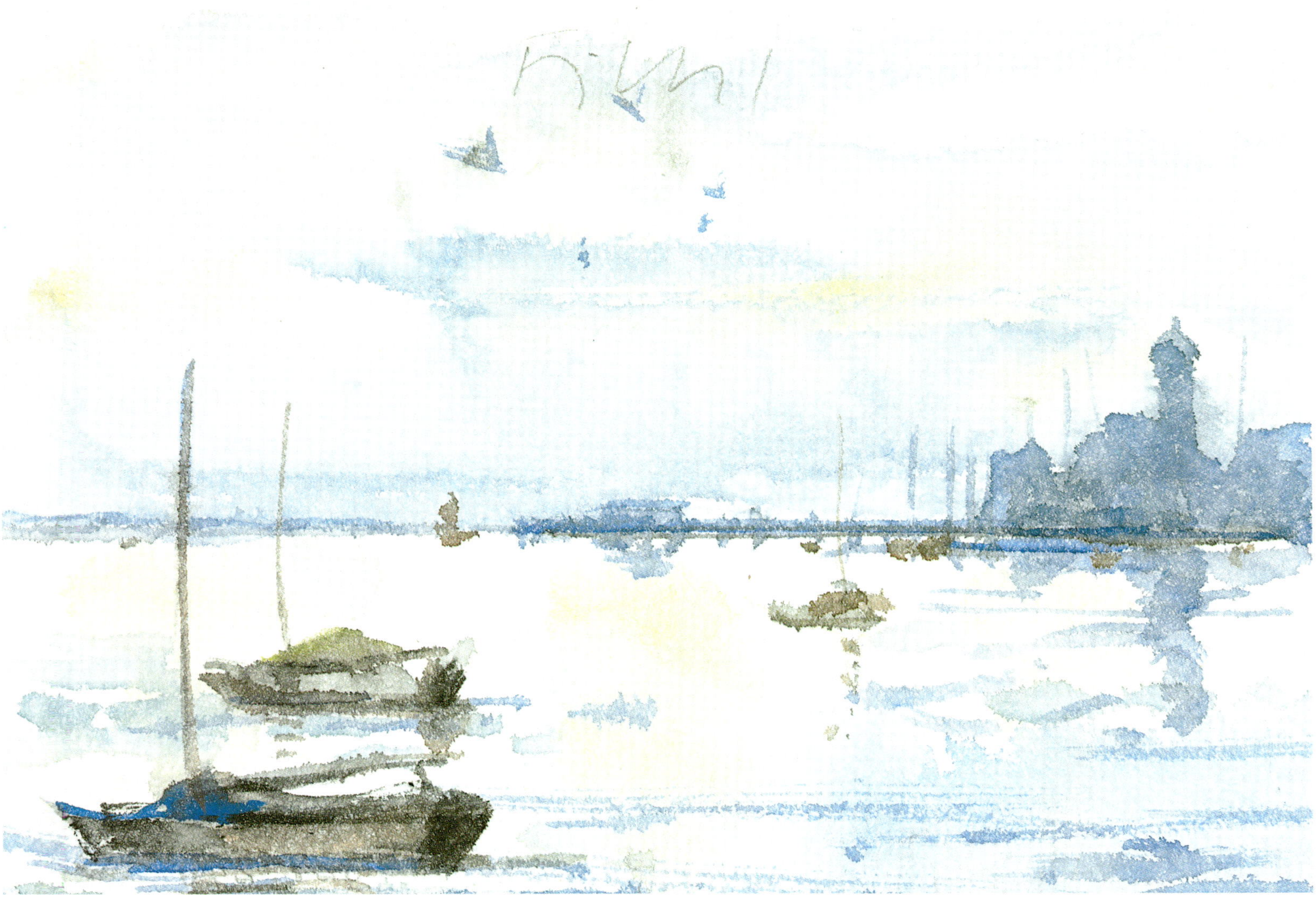

Spätsommerlicht

Linguistik

Du mußt mit dem Obstbaum reden.

Erfinde eine neue Sprache,
die Kirschblütensprache,
Apfelblütenworte,
rosa und weiße Worte,
die der Wind
lautlos
davonträgt.

Vertraue dich dem Obstbaum an
wenn dir ein Unrecht geschieht.

Lerne zu schweigen
in der rosa
und weißen Sprache.

Hilde Domin

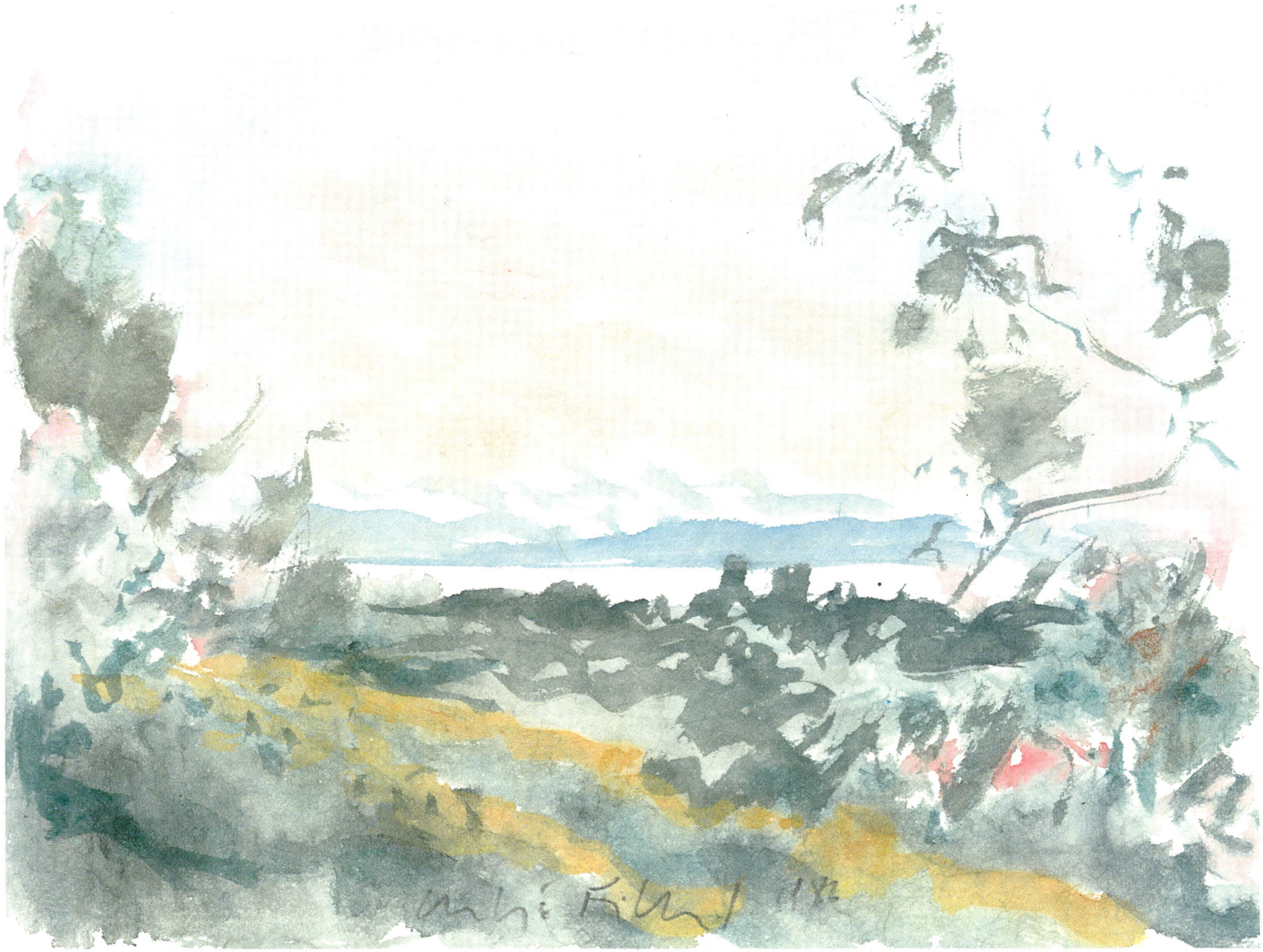

Baumblüte bei Kressbronn

Jedem zeigt der See sein Gesicht. Sich zu fragen, welches authentischer sei, bleibt müßig. Bodenseereisenden des vergangenen Jahrhunderts, die in Kutschen daherfuhren aus dem Hegau oder aus Oberschwaben, muß – wenn man ihren Schilderungen glauben darf – der erste Blick auf den See ein imposantes Erlebnis gewesen sein. Auf der Höhe von Tettnang, oder oberhalb von Lindau bot sich mit dem Seeblick doch auch gleichzeitig der erste Eindruck von der mächtigen Kulisse der Alpen dar. Diesem Anblick fühle ich mich verbunden als einer immer noch bewahrten Kindheitserinnerung. Einer typisch deutschen übrigens: die überraschende Weite des Horizonts mit seinem grandiosen Alpenpanorama erlebt ja nur der aus dem waldreichen, flachhügeligen Oberschwaben daherkommende Deutsche, der weiter in den Süden will. Für die Thurgauer und Vorarlberger liegt der Bodensee am Rand einer flach abfallenden Moränenlandschaft. Damals, in Kindertagen, hielt der See immer, was man sich von ihm versprach: Ausflug, Freisein, Unterwegs-sein. Eine Ahnung von Internationalität.

Peter Renz

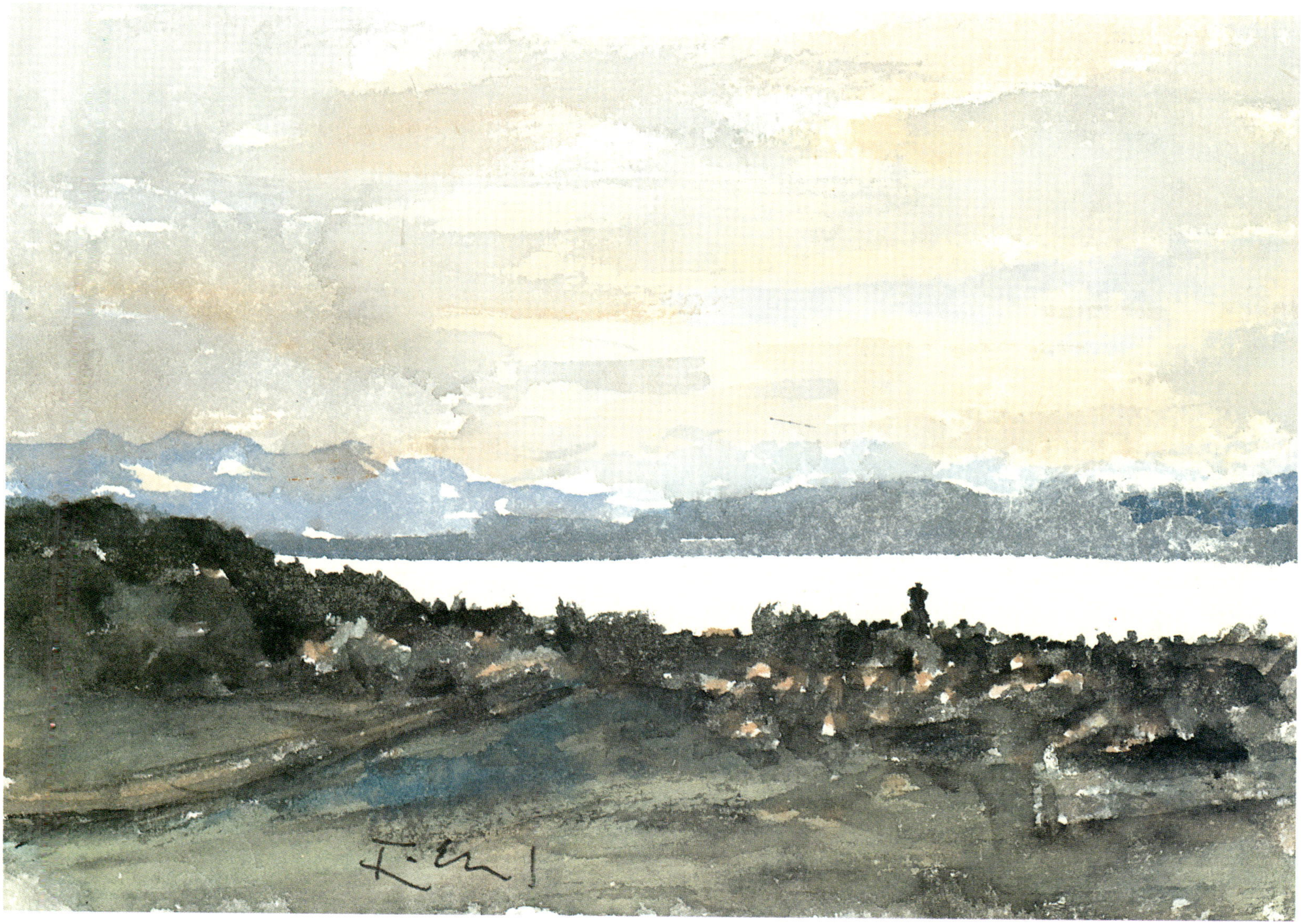

Kressbronn

novemberliches

den november
aus dem gedächtnis streichen
sich nicht einlassen
mit ihm
seine aufdringlichkeiten
von der haut wischen

und immer wieder
aufs neue gezwungen werden

ihn anzuerkennen.

Helmut Jaeger

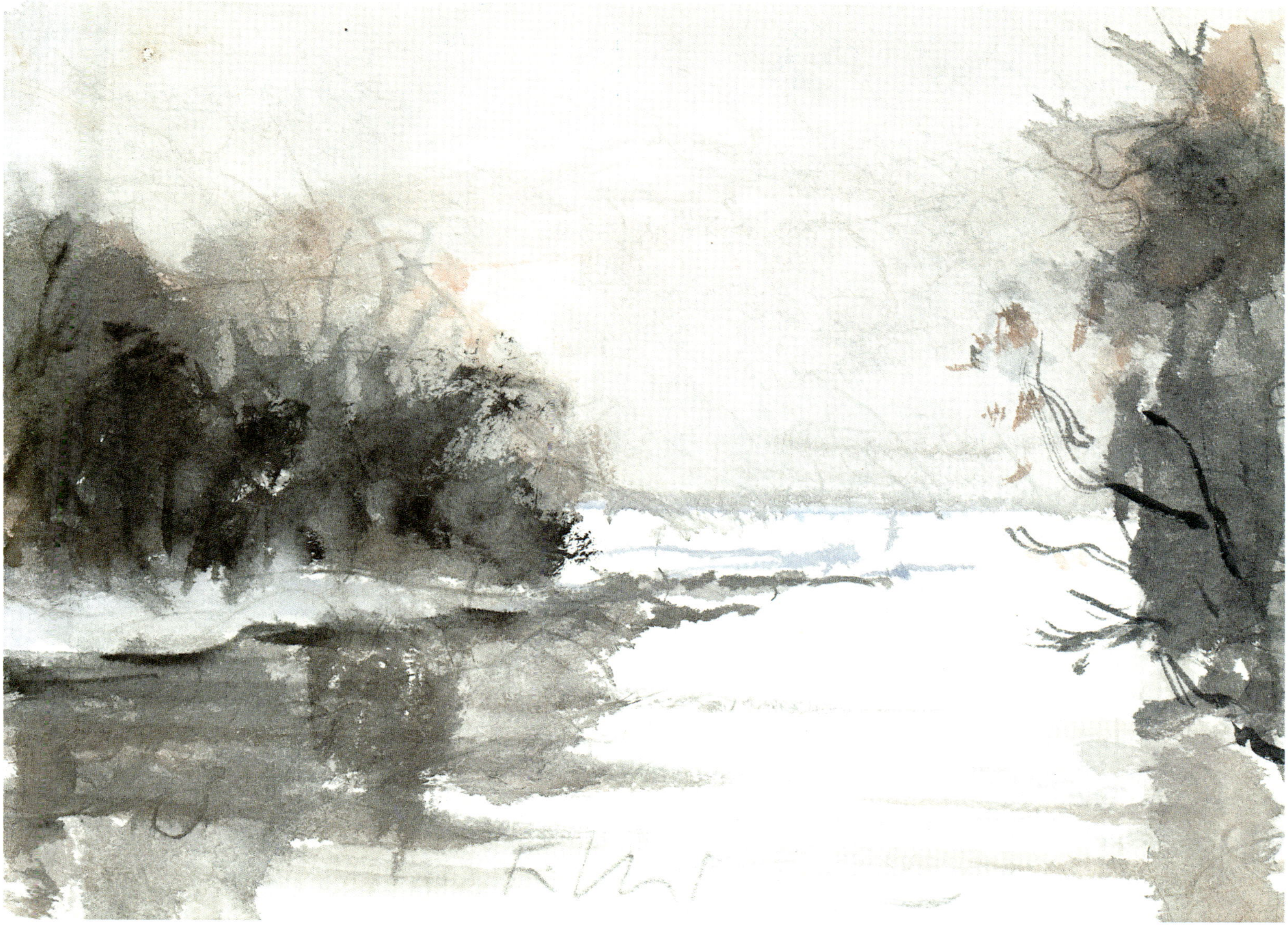

Argenmündung im November

Der Nebel

Noch nie konnte ich jenes Grau entdecken, das gemeint ist, wenn man vom Nebel redet. Der Nebel ist schön, gar nicht eintönig, gar nicht traurig. Hierzulande ist er manchmal so dicht, daß man glaubt, ihn mit der Hand auseinanderteilen zu können. Wenn ich an die Sonne denke, wie sie mir an manchen Tagen vorgaukelt, ich wäre mit den Menschen, wenn ich mit ihnen etwas unternehme. Wenn ich daran denke, wie wir lachen, und insgeheim weiß ich, wir haben es nur der Sonne zuzuschreiben.
Da ziehe ich doch den Nebel vor, denn allzugut weiß ich, daß meine einzige Möglichkeit, wahrhaftig mit den anderen zusammenzusein, die ist, mich in Gedanken mit ihnen zu beschäftigen.

Eva Schmidt

Morgennebel

aber wer wird spielen
schwarze harfe des frühlings

gekrönt werden
von den eisbogen deiner braun

wenn leise einstürzen
die goldenen ränder der welt

unser stern eine schattenblume wird
im fluchtgestirn liebe

Joseph Kopf

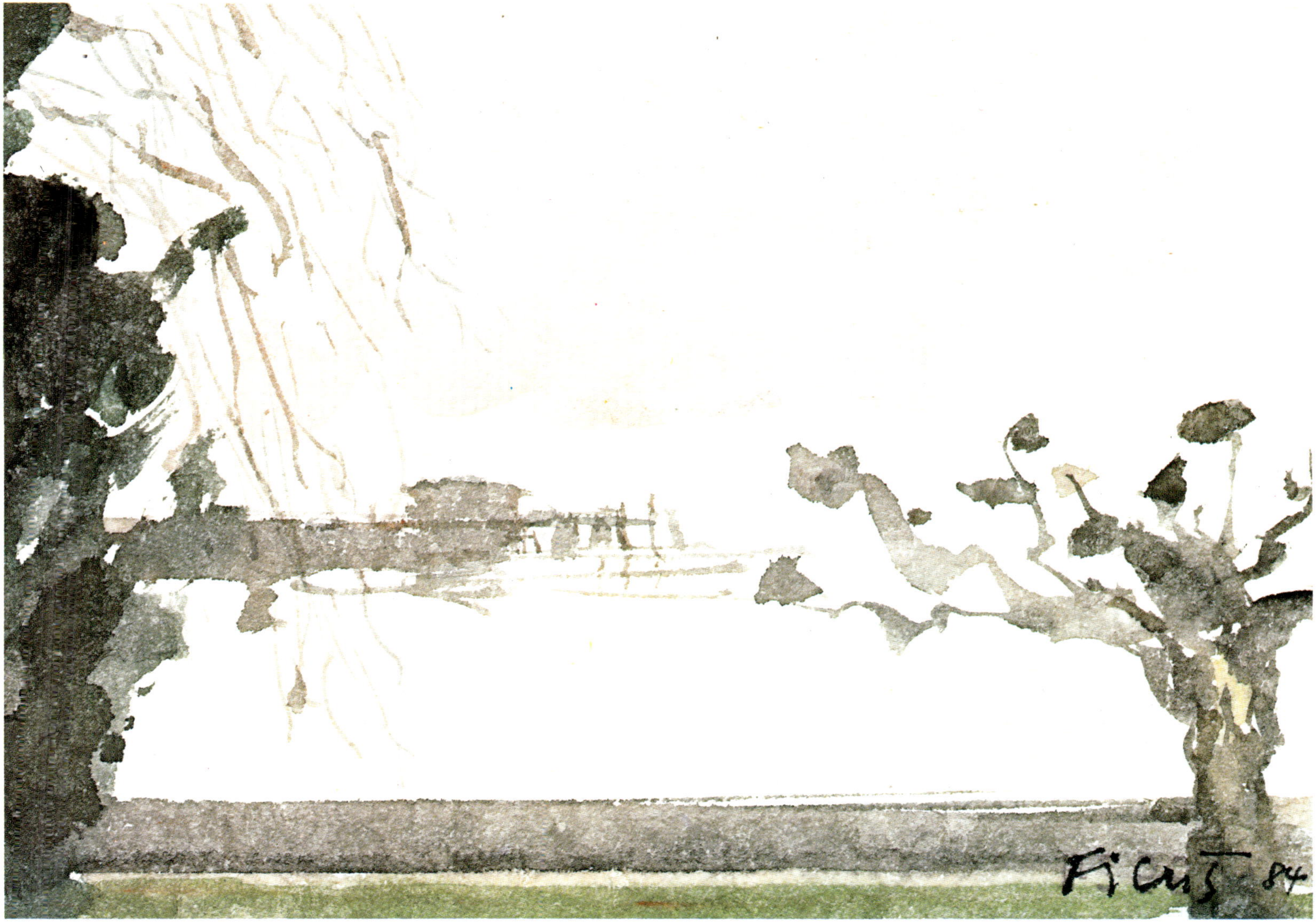

Vorfrühling in Langenargen

Ins Wasser zu schauen

Eine Stadt, die am Bodensee liegt, hat es leicht. Der See ist ein soliderer Himmel. Manchmal, wenn das Wetter weißgraue Seide aufzieht, weiß man wirklich nicht, wo das Wasser aufhört und wo der Himmel anfängt. Also ist der See auch das Fenster, das den Raum groß macht. Aber wo schaut man hin, wenn man ins Wasser schaut? Sicher nicht in jene Art käuflicher Spiegel. Man rettet sich rechtzeitig in die Promenade, beteiligt sich an der gesellschaftlichen Musterung, bemerkt aber, daß die, die immer noch überm Geländer hängen und ins Wasser schauen, eher traurig aussehen. Wenn sie sich endlich umdrehen und wieder am Leben teilnehmen, dann tun sie das mit einem Ruck oder doch mit soviel Bestimmtheit, als hätten sie gerade etwas hinter sich gebracht, als hätten sie jemandem zugehört und dabei etwas Wichtiges erfahren. Fragte man einen, der gerade ins Wasser gesehen hat, was das sei, er wüßte es kaum zu sagen. Die Gespräche, die man mit dem Wasser führt, lassen sich nicht gut wiedergeben. Die Promenade nimmt einen gleich wieder auf, zwingt einen, das Gesicht in Ordnung zu bringen, freundlich zu grüßen und in ein unauffälliges Schrittmaß zu verfallen. Man rettet sich in die Promenade, weil man noch etwas vor hat. Ins Wasser zu sehen, ist nicht gut für Leute, die noch etwas vorhaben.

Martin Walser

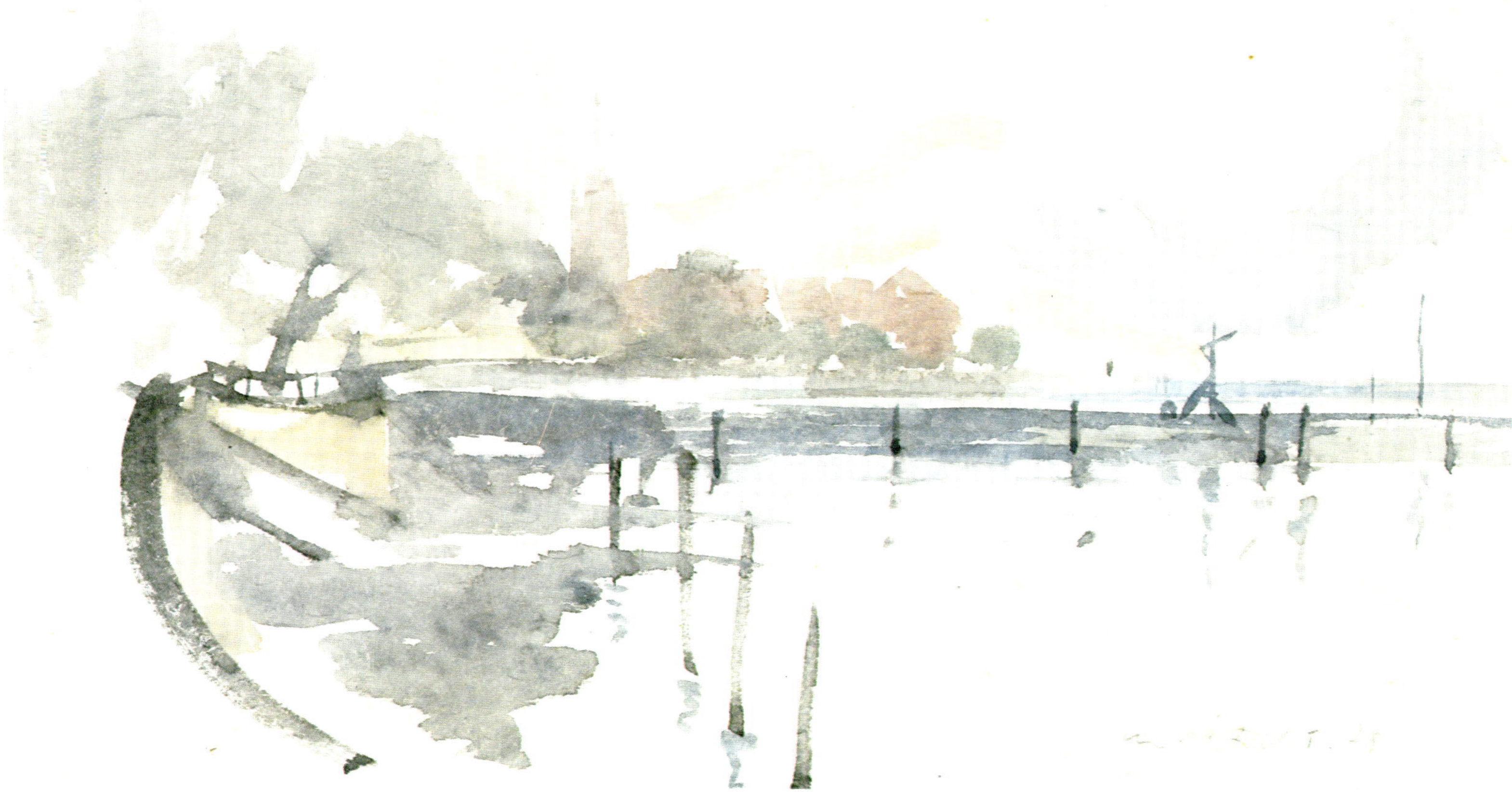

Friedrichshafen

Von den Bergen weht ein feuchter Fallwind mir vorüber, jenseits blicken blaue Himmelsinseln auf andere Länder nieder. Unter jenen Himmeln werde ich oftmals glücklich sein, oft auch Heimweh haben. Der vollkommene Mensch meiner Art, der reine Wanderer, müßte das Heimweh nicht kennen. Ich kenne es, ich bin nicht vollkommen, und ich strebe auch nicht es zu sein. Ich will mein Heimweh kosten wie ich meine Freuden koste.
Dieser Wind, dem ich entgegensteige, duftet wunderbar nach Jenseits und Ferne, nach Wasserscheide und Sprachgrenze, nach Gebirge und Süden. Er ist voll Versprechung.

Hermann Hesse

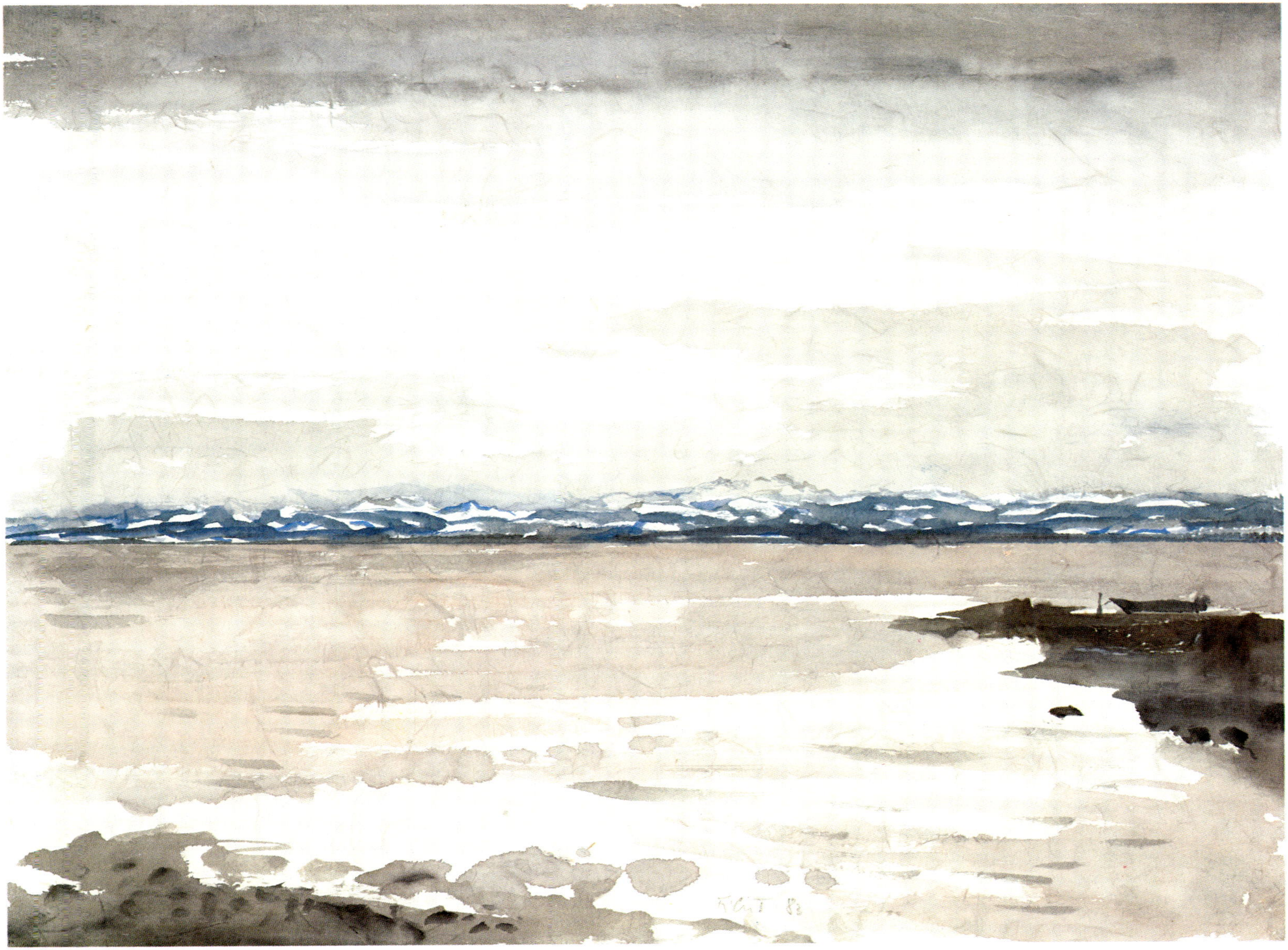

Föhntag im Winter

Die große Fracht

Die große Fracht des Sommers ist verladen,
das Sonnenschiff im Hafen liegt bereit,
wenn hinter dir die Möwe stürzt und schreit.
Die große Fracht des Sommers ist verladen.

Das Sonnenschiff im Hafen liegt bereit,
und auf die Lippen der Galionsfiguren
tritt unverhüllt das Lächeln der Lemuren.
Das Sonnenschiff im Hafen liegt bereit.

Wenn hinter dir die Möwe stürzt und schreit,
kommt aus dem Westen der Befehl zu sinken;
doch offenen Augs wirst du im Licht ertrinken,
wenn hinter dir die Möwe stürzt und schreit.

Ingeborg Bachmann

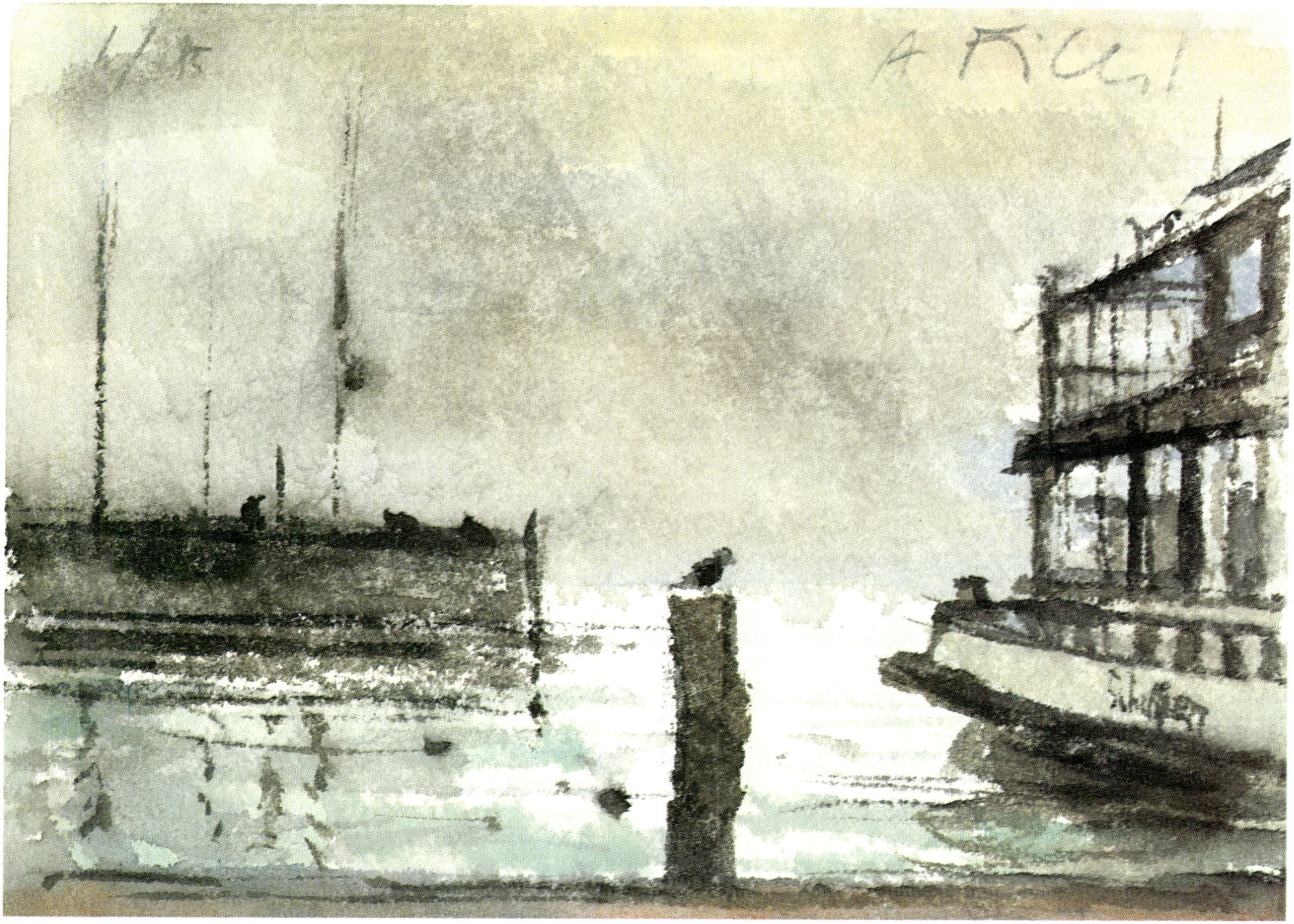

Ein Sommer geht zu Ende

Bildregister

Sämtliche Blätter sind Aquarelle auf Japan-Papier. Bei den Formaten steht Höhe vor Breite. Die Nummer bezieht sich auf die Seitenzahl.

Quellenhinweis

5 André Ficus, Auszug aus: Sich abfinden und gelegentlich aufs Wasser schauen, aus: Mein Bodensee, Verlag Südkurier, Konstanz, 1984

6 Rainer Maria Rilke: Sämtliche Werke, Insel Verlag, Frankfurt

10 Hilde Domin: Rückkehr der Schiffe, S. Fischer Verlag, Frankfurt, 1962

12 Ernst Jünger, Auszug aus: Sämtliche Werke, Band 15, Erzählende Schriften I, Verlag Klett-Cotta, Stuttgart 1978

14 Jochen Kelter, Auszug aus: Der Sprung aus dem Kopf, Drumlin Verlag, Weingarten, 1984

16 Elisabeth Borchers: Gedichte/BS 509, Suhrkamp Verlag, Frankfurt, 1976

18 Friedrich Georg Jünger, aus dem Zyklus „Das Weinberghaus", enthalten in: Ring der Jahre/Gedichte, Verlag Vittorio Klostermann, Frankfurt, 1954

20 Hermann Hesse, Auszug aus: Gesammelte Werke, Suhrkamp Verlag, Frankfurt, 1970

22 Rudolf Hagelstange, aus: Lied der Jahre, Paul List Verlag, München

24 Werner Dürrson: mitgegangen mitgehangen, Agora Verlag, Berlin, 2. Auflage 1982

28 Hans Georg Bulla: Der Schwimmer/Gedichte, Suhrkamp Verlag, Frankfurt, 1982

30/38 Peter Hamm: Die verschwindende Welt/Gedichte Carl Hanser Verlag, München, 1985

32 Martin Walser, Auszug aus: Ein fliehendes Pferd, Suhrkamp Verlag, Frankfurt, 1978

36 Ludwig Finckh, Auszug aus: Der Bodensee, Verlag Velhagen & Klasing, 1928. Rechte bei: Konrad Finckh, Konstanz

44 Werner Dürrson: Das Kattenhorner Schweigen, Drumlin Verlag, Weingarten, 1984

46 Bruno Epple, Auszug aus: Mein Bodensee, Verlag Südkurier, Konstanz, 1984

48 Martin Heidegger: Denkerfahrungen 1910 – 1976, Verlag Vittorio Klostermann, Frankfurt, 1983

50 Hermann Hesse: Die Gedichte, Suhrkamp Verlag, Frankfurt, 1977

54 Emanuel von Bodman: Gedichte und Erzählungen, Verlag Klett-Cotta, Stuttgart, 1967. Rechte bei: Deutsche Schillergesellschaft e.V., Marbach am Neckar

56 Hermann Hesse: Die Gedichte, Suhrkamp Verlag, Frankfurt, 1977

58 Maria Müller-Gögler; Gedichte, Werkausgabe Band 6, Jan Thorbecke Verlag, Sigmaringen, 1980

62 Jochen Kelter, Auszug aus: Der Sprung aus dem Kopf, Drumlin Verlag, Weingarten, 1984

64 Wilhelm Schussen, aus: Oberschwaben, Otto Maier Verlag, Ravensburg, 1972

66 Armin Sigrist: Zeit um Zeit/Gedichte, Werner Classen Verlag, Zürich, 1975

68 Bruno Epple, Auszug aus: Mein Bodensee, Verlag Südkurier, Konstanz, 1984

70 August Graf Platen: Bd. 1 Lyrik, Winkler Verlag, München, 1981

72 Eduard Mörike: Sämtliche Gedichte, Goldmann Verlag, München, 1984

74 Hermann Hesse, Auszug aus: Gesammelte Werke, Suhrkamp Verlag, Frankfurt, 1970

76 Maria Müller-Gögler: Gedichte, Werkausgabe Band 6, Jan Thorbecke Verlag, Sigmaringen, 1980

78 Walter Lingenhöle, Auszug aus: Vorarlberg, Pinguin Verlag, Innsbruck, 1979

82 Monika Taubitz, Auszug aus: Dort geht Katharina oder Gesang im Feuerofen. Eine dokumentarische Erzählung, Jan Thorbecke Verlag, Sigmaringen, 1984

84 Werner Bergengruen: Die heile Welt, Verlags AG Die Arche, Zürich, 1952

86 Horst Wolfram Geißler, Auszug aus: Aus dem violetten Samtbeutel, Verlag Franz Ehrenwirth GmbH & Co KG, München, 1985
und Auszug aus: Der liebe Augustin, Sanssouci Verlag, Zürich, 1948

88 Rolf Schneider, Auszug aus: Stippvisiten im Paradies, Merian Heft Bodensee 1/1979, Hoffmann und Campe Verlag, Hamburg

90 Hilde Domin: Rückkehr der Schiffe, S. Fischer Verlag, Frankfurt, 1962

92 Peter Renz, Auszug aus: Geometrie einer Seelenlandschaft, aus: Kunst am See Bd. 2, André Ficus, Verlag Robert Gessler, Friedrichshafen, 2. Aufl. 1984

94 Helmut Jaeger: Klopfzeichen, (lyrische und satirische Texte) Juerg Leemath Verlag, Ravensburg, 1972

96 Eva Schmidt, Auszug aus: Ein Vergleich mit dem Leben, Residenz Verlag, Salzburg und Wien, 1985

98 Joseph Kopf: Dem kalten Sternwind offen, Gedichte 1954 – 77, Zollikofer Verlag, St. Gallen

102 Hermann Hesse, Auszug aus: Gesammelte Werke, Suhrkamp Verlag, Frankfurt, 1976

104 Ingeborg Bachmann: Werke, R. Piper & Co Verlag, München, 1978

Bei allen übrigen Texten liegen die Rechte bei den Autoren

Wir danken allen Leihgebern für die freundliche Überlassung der Originale während der Arbeiten an diesem Buch, sowie den Autoren und Verlagen für die Abdruckgenehmigung der Texte.